JN121249

突破せよ！

はじめに

　この本は、医療機関の「訪問規制」に苦しむ製薬会社 MR（医薬情報担当者）の皆さん向けです。

　コロナ禍で、仕事の仕方は根本から変わりました。なんと言っても大きいのは感染症対策で、対面で先生と面談をすることがむずかしくなったことでしょう。コロナ禍前の「訪問規制」とはレベルが違う厳しい規制です。そして、たとえコロナ禍が収束したとしても、この対面での面談減少の流れは変わらないでしょう。

　このような状況の中、新しい時代の MR は、「新しい仕事」の仕方を学ぶ必要があります。

　「新しい仕事の仕方では、これまでのように成果を出すことができない」「このような状態が続いたら、どうして良いかわからない」と感じている、MR の皆さん。この本は、目の前にある「新しい仕事の仕方」という大きな壁を突破し、次の時代へ進むための本です。

　私は、なぜこの本を書いたのでしょうか？筆者である私は、人材育成コンサルタントであり、研修講師です。そして、皆さんと同じ営業職でもあります。

　もともとは商社勤務。アラスカでタラバガニを買い付たり、青森でホタテ船に乗ってホタテの買い占めをしたりしていました。商社時代は、入社 2 年目にいきなり 30 億、3 年目に 50 億円を売上、その後 2 位の 1.8 億を大きく引き離したまま 16 年間トップを独走しました。女王様然とした高飛車な仕事ぶりであったために当時のあだ名は、扱っていた商材から「タラバガニの女王様」というものでした。

　44 歳の時に仕事中の事故で大怪我をし、商社でのキャリアがすべて崩壊します。そこから外資系のコンサルティング会社に転職、様々

な業種の企業研修の企画・販売に関わります。しかし、異業種への転職後は、まさにどん底、目も当てられない悲惨な状況に陥りました。

　1年目は、「1億売ります」と宣言して135万しか売れませんでした。結局1億円を売るのに10年かかりました。　失敗を繰り返しながら、自分なりの方法を工夫して、最後は日本支社トップの売上、過去最高売上を達成して退職。そのノウハウを多くの人に伝えたいと思い、現在の会社を設立しました。

　独立後、組織のゴールである「経営理念を創る」大きなプロジェクトの仕事が、3社連続で製薬会社となりました。3年ほどコンサルタントとして関わっているうちに、製薬会社トップの方や育成責任者の方から「うちのMRに業界外のスキルを学ばせたい」という声をいただくようになり、その声に背中を押されます。

　はじめは、製薬会社の勤務経験もない全くの業界部外者である私に、「そんな特殊な規制に縛られた営業職のサポートはできません」とかたくなに拒否していました。しかし、2020年5月にはじめてオンラインでのMR研修に関わると、次々と依頼が入るようになり、その後2021年4月現在までに100回以上の製薬会社向け研修を、オンラインで実施し、MR育成の仕事に深く関わることになりました。

　このような研修を通じて、環境変化に対応を余儀なくされている皆さんの苦労を知ることとなり、ここだけわかっていればもっと成果がでるのに・・・・というポイントを次々発見しました。

　この本では、そのような業界部外者の私の気付いた製薬業界の不思議な習慣やMRの皆さんの成果をあげるポイントを新しい時代へ突破するための「掟」として、まとめました。MRの皆さんのお役に立てば幸いです。

第4章
オンライン面談力 ——————— 61
~結果を変えるための考え方とスキル~

第5章　**訪問規制の突破法** ———————— 99
〜アポ取りの達人〜

第6章　## スランプはやってくる ――――― 117
～セールスで成果を上げる 13 の秘密～

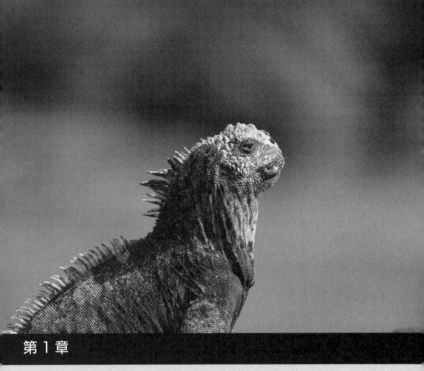

第1章

製薬業界のガラパゴス化
~ザイアンス効果が効かない~

ガラパゴス化していますよ！

　製薬会社向け研修を次々と実施する中で、MR の営業スキルのガラパゴス化に驚かされました。

　ガラパゴスと言うのは、もともとは俗世間から切り離された世界遺産ガラパゴス諸島からきています。ガラパゴス諸島は、孤立した環境で極端に最適化が進んだため、ここに暮らす多くの生物にここにしか存在しない固有種が見られるという特徴があります。ビジネス用語としての「ガラパゴス」は、そこだけ、周囲の情報が入らないために、古いままの状態で取り残されてしまったり、最適化が行き過ぎてしまったりして、非常に狭い範囲でしか通用しない製品やサービスを表します。有名なのは、日本メーカーで作られた携帯電話が日本市場に最適化し過ぎ、世界標準となるようなスマートフォンとなることができなかった事例でしょう。皆さんも「ガラケー＝ガラパゴス携帯」という言葉は耳にされたことがあると思います。

　MR 研修を行うまでは、MR は給与も高く資格も必要なため、インテリジェンスの高い営業というイメージを持っていました。しかし、実際に研修を実施し、他業種の営業が普通にやっている基本的な営業スキルを説明すると、MR の方たちには驚かれるばかりです。ここは、忘れられた島なのか？と思える程、私の考える「普通の営業スキル」が新鮮に受け止められたのです。

　研修後のアンケートでも、以下のようなコメントをもらっています。

・「自分が昭和の営業であることに気づかされました」
・「MR 職と他営業職との、やり方の違いを改めて感じた」
・「他業界での営業職のノウハウやアプローチ法等、
　非常に参考になりました」
・「今までの自身の営業スタイルや業界で、知らず知らずに付いていた固定概念を今後は変えていかないと、環境変化についていけないと痛感しました」
・「営業職であることを深く再認識する研修でした」

研修終了後のアンケートの評価でも、他業種の営業研修よりかなり高い平均点で、これは会社が主催して強制的に参加する研修では、とても珍しいことです。このことからも、受講されたMRの皆さんの衝撃は明らかでした。

ザイアンス効果が効かない

　製薬業界営業職でのガラパゴス化は、私の想像では、成果に対する基本的な考え方からきています。「接触回数＝処方量アップへの期待」という単純接触効果を増やすことで、先生との関係性を構築して処方をもらうという考え方です。

　もとになる考え方は、ロバート・ザイアンスが提唱した「ザイアンス効果」です。「接触回数が多ければ多いほど、その人に対して好意・関心が増す」、これがザイアンス効果と呼ばれるものです。これに基づき、製薬業界では単純接触回数を長年営業の指標にしてきました。処方量（売上）ではなく、訪問件数で成果を測るというのが、まずガラパゴスです。他業界の営業の成果指標は、「売上」です。

　営業の手法がかなり進んでいるだろうと思われる大手外資系製薬会社でも、訪問件数をMRの成果指標から外したのは、ここ2年ぐらいと聞きますので、まだこの指標を掲げている製薬会社も多いのではないでしょうか？そのような成果指標を長年使い続けた結果、最新の営業スキルが他業種と比較して、軽く15年程遅れてしまっているようです。おそらく自分たちの業界は特殊だということで、業界外の知見を長く取り入れなかったことも一因と思われます。

　そのような状況の中、新型コロナウィルスの感染拡大で訪問規制が強化され、接触回数を増やすことができなくなりました。しかし、接触回数が減ったにも関わらず、全体の処方量に変化が見られなかった製薬会社も多かった、という数字が公表されました。「まめに訪問すれば処方は増えるはず」というその戦略は意味をなさない、ということが、数値で露見し、ますますMR不要論に拍車がかかっているの

ザイアンス効果

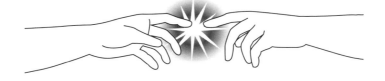

接触回数 UP = 好意・関心 UP

が現状です。

生き残りをかけて学ぶこと

　この状況で、MR として生き残るために大切なことは、面談数のアップだけに意識を向けてはいけないということです。すでにこれだけ仕事の仕方が変化して、訪問規制が当たり前の中では、ザイアンス効果を発動させることは、もう神話に近いと思った方が良いでしょう。

　皆さんが今後目指すべきことは、1 回の面談の「質」を上げていくことです。これまでの延長で、オンラインで面談数を増やせば良いというものではないのです。

　この本で皆さんが、学べることは以下の通りです。

　①ザイアンス効果が発動しない理由（第 1 章）
　②新時代の先生へのアプローチ方法（第 2 章）
　③先生と対等な対話をするスキル（第 3 章）
　④オンライン面談で成果をあげるスキル（第 4 章）
　⑤訪問規制を突破する・アポ取りのスキル（第 5 章）

⑥スランプを脱出するスキル（第6章）

　現在も週5本ペースで製薬企業向けに研修を実施していますので、日々MRの皆さんの生の声が飛び込んできています。また、MR研修を始めたのがコロナ禍後だったがために、アフター・コロナのリモートで働く皆さんの状況を想定して対応できているのがこの本の特徴です。

　またこの本では、他業種営業が当たり前のように学んでいる最新の営業スキルを紹介します。もちろん私自身がMR経験もなければ製薬会社勤務の経験もない言わば完全部外者ですので、情報提供ガイドラインやプロモーションコードなど、皆さんが守るべきルールを詳しく理解できているわけではありません。しかし、「他業種営業だからこそわかる」という視点でお伝えしようと思います。他業種での話のときは、「営業とお客様」との「商談」という表現を使いますが、できる限り「MRと先生」との「面談」という皆さんの事例に置き換えるようにします。

　コロナ禍で大きく変わってしまった仕事の環境にどのように対応すべきか？「しばらく待てば落ち着くのでは」という楽観論では状況を乗り切ることができません。オンライン面談をはじめとする、新時代のスキルを駆使して、これからの時代に生き残れるMRになって頂ければと思います。

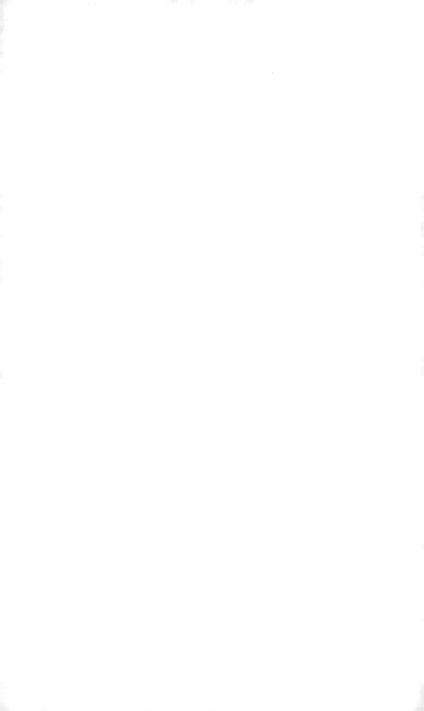

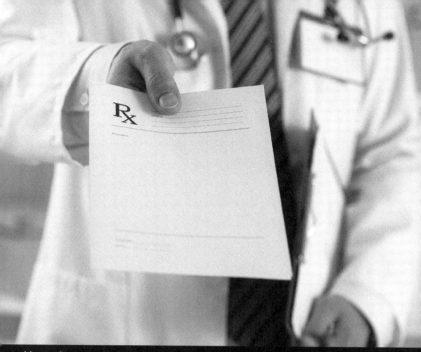

2度目のアポは
なぜとれないのか？

~新しい時代の先生との関わり方~

2度目のアポが取れない理由

　MR研修で必ず出てくる悩みは、「オンライン面談で1度目のアポはなんとか取れるが、2度目が取れない」という悩みです。ここでアポと言っているのは、「アポイントメント＝面談の約束」のことです。

　状況をよく聞いてみると、そもそも先生の方が、繰り返しMRに会う必然性を感じていない場合が多いようです。添付文書が更新されて新しい効能追加が毎月あるような製薬企業や薬剤はまれで、多くの医薬品は、そのような変化は連続して起きないからです。新しい効能追加や重大な禁忌があれば、先生に対するアポの必然性も高まりますが、多くのMRは、「それ先月聞いたから今はいいよ」というブロックにあっています。

　想像してみて下さい。このままのやり方を続けたとして、今後オンライン面談で、先生と15回も20回も面談できると思いますか？

　今まで、医局の前にずらり並んで待つMRに1人1分で先生が合計10分使っていたとしたら、先生と話せたMRは10人です。しかし、先生の時間は有限ですから、オンラインで10分自分がもらうためには、その中の1名に選ばれなければなりません。つまり、1面談の価値がこれまでとは比べ物にならない程上がってしまっているのです。

　問題は、そのような状況でも、これまでの営業手法とスキルをそのまま使おうとしていることにあります。新しい時代で、皆さんが先生に選ばれるためには、アプローチの仕方そのものを変え、それに適応したスキルを学びなおす必要があります。

　この本では、それぞれについて考え方と、それを達成するためのスキルについて紹介します。考え方ではなく今すぐ、「オンライン面談をなんとかしたい」という方は、具体的なスキルを紹介している第4章から先に読んで下さい。しかし、「2度目のアポが取れるMRになる」ためには、まず変えることがあります。

価値共創とはなにか？

　２度目のアポを取れるようにするためには、まず、そもそもの営業アプローチ・スタイルを転換する必要があります。「これからの営業は御用聞きではダメだ、先生が困っていることを聞いて来い」こんなことを言われたことはありませんか？

　御用聞きではダメだと言われても、何をどうしたら良いのかわからない、そしてどうやって先生の悩みを聞いて来ればよいかがわからない、さらにコロナ禍後の訪問規制は半端ないというのが皆さんの思いではないでしょうか？

　ここでは、その状態を突破するための考え方を、まずご紹介します。「価値共創型営業」という考え方です。

　価値共創型営業は、一言で言えばお客様と一緒に新しいモノやサービスを創り出す営業スタイルのことです。提案型営業、ソリューション営業、コンサルティング・セールスといろいろな言い方がありますが、その進化型と捉えて下さい。アプローチとプロセスがこれまでと異なるため、私は価値共創型営業と言っています。

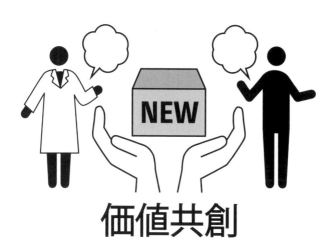

価値共創型営業のプロセスでは、買って頂いて終わりでありません。クロージング（商談成立）後もお客様との絆を深めていくことで、ビジネスにおけるパートナーになっていくことが大切です。このパートナーになるという所まで到達すると、もうお客様は次に決定する際も、他社と比較することがなくなり、いわゆるロイヤルカスタマーになります。

　MRの仕事で言えば、「先生と共に、特定の患者さんの治療方針を考え出すこと」であったり、「先生と共に、新しい疾患や症状に対する有効性や安全性についての可能性を検討していくこと」であったりします。

　例えば、処方を決定頂いた後も、先生と一緒に次々と新しい治療実績を積み重ね、新しい患者層への適用拡大の可能性を探ったりしながら、その薬剤を共に育てて頂くことです。いかがですか？先生との理想的な関係ではないでしょうか？

　「共に考える」これが皆さんの、今後、先生との関わりで意識するゴールです。

　他業種の組織や営業は、すでにこの考え方を体系的に取り入れ、その手法をどんどん学んでいます。

「使役言葉」を脳内変換

　製薬業界でも、すでに価値共創型営業の考え方を取り入れている会社もあります。しかしながら、多くの製薬会社には、まだ浸透していません。取り入れている会社でも「共に」という考え方が抜けてしまっている、または「共に」があまり意識されていない様です。

　実はその「共に」という考え方こそが重要なのです。

　対話を深めて「先生に考えて頂くように」という指導を受けたことはありませんか？

　製薬業界に蔓延しているこの手法ですと、価値共創にはたどり着けません。「考えて頂く」と言うと聞こえは良いですが、要は「先生に考えさせる」ということです。このような○○させるという言葉を使

役言葉と言います。製薬業界の営業現場では、この使役言葉マインドが蔓延しています。

　そのような考え方が営業の世界に広まったのは、1980年代のアメリカで開発された、法人向け営業のスキルが基になっています。30年以上前の手法ですが、その後、営業の王道スキルとして長く使われ、営業所長以上クラス、外資系でいうエリアマネージャークラス以上の世代は、この手法を叩き込まれています。「先生に自分で気づかせるんだ！」という指導になります。

　このお客様に「気づかせる」「考えさせる」というアプローチはすでに現代では通用しなくなっています。なぜなら、検討する際にお客様サイドが持っている情報量が、ITの進歩で以前とは比べ物にならないほど多くなってしまったためです。

　営業（良く知っている人）、顧客（良くわかっていない人）、だから考えさせて購買意欲を刺激しようという方程式が崩壊しています。

　これらの手法を参考にする場合は、せめて「〇〇させる」という言い方を別の翻訳（「共に考える」など、ご自身の脳内変換で結構です！）で使って頂きたいのです。

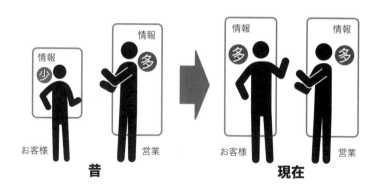

21

あなたは今どこ？営業の進化のステップ

　営業には図のように進化のステップがあります。ステップ１は、プロダクト・アウト、単なるモノ売りです。お客様のニーズからではなく、自社で良いと思って作ったものを売り歩きます。

　ステップ２は、いくつかの商品を抱き合わせで売るクロス・セリングという段階です。営業の手法では、「ついでにこちらもいかがですか？」という手法になります。

　ステップ３は、提案型営業です。お客様の「困った」を解決することが仕事です。ただし、このステップ３では、お客様がすでに明確に課題を持っていて、それを全部お客様から営業に教えてもらうことが前提です。お客様の中で課題が明確になっていない場合には、提案できません。

　ステップ４が価値共創型営業です。お客様と共に考え、価値ある新しい商品やサービスを創り出します。皆さんの場合ですと、先生と共に患者さんの治療方針を考えたり、先生が興味を持っている臨床例

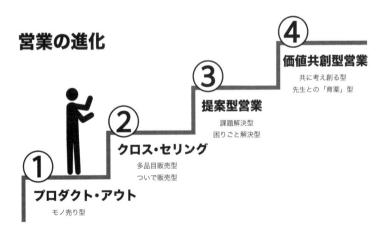

を共に検討したりするアプローチとなります。ステップ3の「提案型営業」との違いは、お客様（先生）自身も気づいていない課題を、対話を通じて掘り起こすことが可能なことです。

　このように、営業手法を進化させて、お客様と価値を共に創り出すことができると、お客様と長期に渡って良い関係を築くことができ、売上も倍増します。何より競合から攻め込まれる確率がぐっと減るのです。

ダメ MR のアプローチとは

　皆さんの業界に話を戻すと、決まった製品名を「弊社の○○お願いします」と言って 1 ディテールという考え方は、プロダクト・アウト型です。

　多岐に渡る領域の製品を持っている場合は、クロス・セリングの状況に陥ります。何が問題なのでしょうか？

　例えば、A という医薬品を処方頂いている先生に対して、B という医薬品をお勧めします。医薬品 B を素晴らしい医薬品だとあなたは思っているかも知れませんが、医薬品 A と対応する疾病の種類がまったく異なるものです。その上、先生が今お困りの患者さんの疾病に処方できる医薬品ですらありません。さらにコロナ禍で品薄になった殺菌剤 C という医薬品も、あなたの会社は持っています。時流に乗って、ついでにそれも毎回必ず案内するとします。その殺菌剤は、会社としての戦略品目ですらありません。

　このようなクロス・セリングのアプローチで売上を増やそうとするならば、早晩行き詰まるのは目に見えています。この場合、潤沢に他社製品が行き渡った時点でまず殺菌剤は切られてしまうでしょう。または、同じ薬効で安いものが出てきたら、あっさり切り替えられてしまうかもしれません。皆さんは、大丈夫ですか？

　クロス・セリングが駄目と言っている訳ではありません。しかし、そこに時間を大量投入しているのであれば、それは間違いではないですか？「その先生に完全にカスタマイズされた処方を先生と一緒に考

えること」が大切です。先生と共に考え、臨床例を積み上げて、担当製剤を育てていくのです。

このレベルにならないと、いつまでも「あなた、売る人」「私、決める人」という関係性を壊せず対等に先生と対峙することができないのです。

価値共創を生み出すためには、顧客と同じ体験をすることで関係性を構築していく「顧客経験価値 (Customer Experience)」という考え方が大切です。お客様と一緒に考えたり、驚いたり、心地よい時間を共有したりして、同じ経験をしていきます。それを実現するために、さまざまなアプローチが考えられますが、最も良く効くのは、「聴く力」を身に着け、相手を理解することです。まずは、「聴く力」を身につけ、相手を理解することから始めましょう。

楽々成果を上げるカギは「再現性」

　皆さんに成果を上げるために意識してもらいたいことがあります。それは「再現性」です。

　再現性とは、1度できたら2度できる、2度できたら、3度、5度、10度と繰り返し同じようにできるようにすることです。繰り返し成果を出すMRとして、あなたが早く認められたいと思うなら、ぜひ「再現性」を意識して下さい。結果だけでなく、なぜ成功したのか、失敗したのかという過程を確認する癖をつけるようにしましょう。
あの時先生に「こういう質問をしたから処方が決まった」「信頼された」という、その過程を再現できるようにすると、営業としての成績が俄然安定します。

　長く同じ仕事をしていると、経験を積むことで仕事の勘をつかむことがあります。しかし、それでは今の時代、時間が掛かり過ぎます。皆さんも、もっと早く成果を出したいと思いますよね。

　そこで、常に再現性を意識して、上手く行った理由を自分の中に蓄積していくと、ある時、無自覚に成果を出している先輩MRを抜くこともできます。こういうことを言ったから、こういうことをしたから成果が出たと自覚しつつ、有能なMRになっていくことが大切です。

　「無自覚になんとなくできるようになる人」と、「自覚してできるようになった人」には大きな違いがあります。それは偶然ではなく、意識してホームランを打てるようになるということです。ホームランも打てるけれど三振も多い人ではなく、繰り返し大事な場面でホームランが打てる人になれるのです。また、自分がなぜ、どのようなプロセスで上手くいったかを明確化できているので、「人に教える」こともできるようになります。

　何を言ってどのように進めたために上手くいったのかを思い出して下さい。自分自身の中で可視化（見える化）して下さい。年齢経験に関係なく、MRとして、早く繰り返し成果を出すカギは、「再現性」を意識することです。

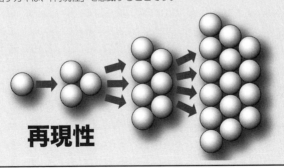

再現性

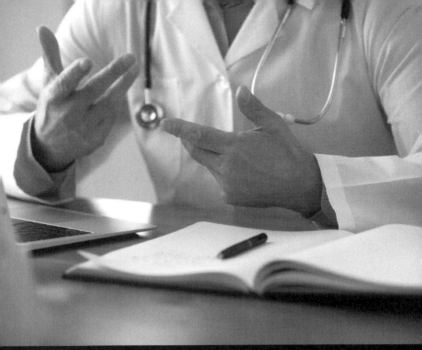

第3章

「聴く力」
~上手く説明したのに結果が出ない理由

上手く説明したのに結果が出ない理由

　「何を話して良いのかわからない」という悩みは、他業種の営業においても、営業経験が浅い場合には、確実に上位に入ってきます。何を話して良いのかわからないため、自社の製品・サービスの説明をいきなり始めます。自称頑張っている営業は、自社製品・サービスの紹介の練習ばかりしていることが多いです。訪問先でも、いきなり商品説明を始めたりして、お客様にうんざりされてしまいます。

　皆さんは、いかがですか？コロナ禍で面談数が激減して時間ができてしまったMRは、各社こぞって「医薬品勉強会」をしています。自社の製剤を効果的にプッシュするプレゼンの練習です。その弊害として、先生からは以前よりもさらに、「医薬品の説明のチャンス」を虎視眈々と狙っているように見えてしまっています。一生懸命勉強した結果として「営業臭」を増幅させてしまうのです。勉強し過ぎの落とし穴です。もちろん新薬上市のタイミングなどで、確実に伝えるべき項目がある場合は例外です。

　私のMR研修では、実際の医薬品名で、面談を再現するロールプレイを繰り返しながら、その方法を学びます。

　受講者同志でロールプレイをするとお互い甘くなるので、先生役はいつも講師である私。そのロールプレイの中でも、多くの受講者は、チャンスさえあれば先生の興味などおかまいなしに、自社製品の説明を始めてしまいます。ハイパフォーマーと言われるある程度数字をあげているMR、ベテランと言われるMR、営業所長に至るまで同じような状況です。チャンスありと見るや否や餌を投げ込まれた動物のような条件反射です。

　特に「先生の所では、○○という疾患でXXの状態の患者さんは、いらっしゃいませんか？実は……」という流れで始まる、頼まれもしない自社製品のプレゼンは、新薬上市時でもない限り効果を発揮することはありません。オンラインでこれをやってしまうと、確実に「もうおたくの医薬品のことは判っているから」と言われて終了です。

　これでは、次に添付文書が更新されるか、重大な事件でも起きない

限り2度目の面談のアポを取ることができなくなるでしょう。

共感
～戦略的に共感を創り出す～

初回は、顔合わせ？

　製品説明が無駄だと言われたら、面談で一体何をすればいいのか？と皆さんは思われたかもしれません。皆さんが学ぶべきことは、説明力を強化することではなく、「聴く力」を強化することです。「聴く力」を強化するためには、次の3つの要素を意識することが重要です。「共感」「傾聴」「洞察」です。順を追って説明して行きます。

　最初は「聴く」の準備としての相手への「共感」です。共感というのは、「同じです、私もそうです！」と相手の気持ちにシンクロさせることです。厳しい訪問規制で、なかなか先生と会えなくなってしまったMRは、今まで以上に短い時間で一瞬にして対話の場を創り上げる必要があります。

　以前であれば、この先生とはなんとなく気が合いそうだ、何度かお会いするうちに「打ち解けて共通の趣味があることもわかった」などと悠長なことを言っていられましたが、現在の環境では、そのようなことを言っている場合ではありま

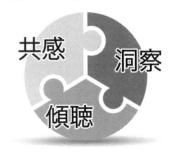

29

せん。

　先日の MR 研修でも参加された MR の方が「初回は、お顔合わせだと考えていました」と言っていましたが、間違っています。これからは、初回面談から、もっとスピードを意識して先生と共感できる点、共通するところを探しにいく必要があります。

昭和の営業のダメな共感

　価値共創型営業で重要なのが「共感」です。勘違いしているダメ営業はたいてい「何かお困りのことはないですか？」とお客様にドヤ顔で聞いてきます。

　でも、場作りなしでいきなり聞いても良い結果は得られません。では、どうしたらお客様の課題を無理なく引き出し、その解決策をともに考える価値共創の状態を生み出すことができるのでしょうか？そのためのカギが、共感です。

　お客様と瞬時に良い関係性を築き、課題を無理なく引き出すには、まず「お客様にとっての心地よい場」を作ることが重要です。お互いの共通点を確認して、意気投合することです。この人とは気が合う、合わないということで共感ができたり、できなかったりするのではなく、この状態を戦略的に創り上げて、対話の場を作ることが大切です。

　例えば、商談に伺い、たまたまお客様と自分が同じメーカーの同じノートや筆記用具を使っていた。これは、センスが同じという共通点です。時計や身に着けているものなどですと、もっと共感を生むことができるでしょう。「いい色に日焼けされていますね、ゴルフでしょうか？」「私も大好きなのですが、最近は行けなくて」と言うようなやり取りで、小さな共感が生まれます。お天気の話などは一番レベルの低い共感を生む方法です。

　「聴く」の準備として場を作るための「共感」ですが、昭和の時代の営業研修では、「場を作るためには、とりあえず目についたものを褒めましょう」などと言われていました。私も、前職に入社したばかりの頃、先輩との同行で、同じようなアドバイスをもらいました。実

際に応接室の絵を褒めてみたり、北海道のお土産でしょうか？鮭をくわえた木彫りの熊を褒めてみたりしたこともありました。

しかし、何か素晴らしい賞をその企業が受賞された記念品などでしたら、まだしも、木彫りの熊を褒めても何の効果もありません。共感を生みだすと良い結果につながるのは、お客様と営業個人の、人と人としての共感が生み出せた時です。

戦略的な共感の作り方

皆さんの業界に話しを戻しましょう。大切なことは、偶然共通点を見つけるのではなく、先生との面談に入る前・面談中・面談後、それぞれの場面で共感を探しに行くことです。特に訪問規制のある中では、偶然共通点を見つけるというのは、今まで以上に困難です。瞬時に関係を構築するために、戦略的に共感を「探しに」行ってください。

面談前の共感

面談前の共感は、「準備」で決まります。「ネタを仕込んでいく」などと言いますが、面談前にいろいろ調べた上で相手の方に喜んで頂けそうなことを投げかけていきます。

「○○先生、○○大学のご出身と伺いましたが、実は私も……」という強力なものから、「○○先生のお好きだという○○を私も最近……ほんと○○ですよね！」というような５秒〜１０秒ぐらいの対話を想定して準備していきます。

そのくらいやっていると思われるかも知れませんが、時々タイミングが合えばやっていますというレベルでは、駄目です。１回の面談で、ある程度の所まで持っていきたいと考えるなら、毎回意識して行う必要があるのです。これが「わかっている」と「できている」の違いです。

面談中の共感

面談中の共感は、売れている営業であれば無意識にやっていることが多いです。「おっしゃる通りです」「私もそのように感じます」、平

たく言えば「同じですね」「わかる、わかる」ということを、丁寧に表現することです。

面談後の共感

　面談後の共感というのは、すべての面談が終了してメモをしていたノートや資料を閉じた瞬間から始まります。ノートを閉じた瞬間にほとんどのお客様は、「これで売り込まれる心配がなくなった」と安心します。そのような心の状態の方が、お客様の心にタッチしやすいのです。

　私の場合は法人である会社を訪問することがほとんどですので、訪問した企業で担当者の方に出口までお送り頂く短い間に、共感ポイントを探します。

　個人的な事をあえて質問した方が、効果が高まります。これを「パーソナル・タッチ」と言います。小さなことでも良いので、個人的なことに少し踏み込むのです。

　「肩幅が広いですね、何かスポーツをされているのですか？」

共感

同じですね！
私もそうです！

面談前の工夫

- -
- -
- -

面談中の工夫

- -
- -
- -

面談後の工夫

- -
- -
- -

「お話が論理的でうらやましいです。どこかで勉強されたのですか？」

　このような投げかけが、営業場面におけるパーソナル・タッチです。終了後かぶせる「投げかけ」を相手に合わせて予め仕込んでおきます。オンラインの場合は、特に間合いが大切ですので、最初からポストイットのようなメモに書いて、面談の最後に投げかける言葉をパソコンに貼っておきましょう。

　訪問先で先生に、いきなり製品説明を始めてうんざりされることなく、先生の本当の課題を伺って共に考える関係を作る、これからの価値共創型営業の理想的なスタイルです。そのためにまずは、先生との共通点「共感を探しに行く」ということが大切だということです。

「おにぎり・おむすび」の共感

　共通点を調べてみても、中にはあまり共通点が見つけられないこともももちろんあります。またお客様によっては、共通点を投げかけてもあまり反応をもらえない難しいお客様もいらっしゃいます。

　共感が何も生まれない時にどのようにするか？ここではその攻略法を説明します。それは、お客様と徹底的に同じ言葉を使うことです。これによって、お客様に心地良さを感じてもらいます。これを私は「おにぎりとおむすびの話法」と言っています。

　お客様と徹底的に同じ言葉を使うというのは、つまりお客様が「おむすび」と言ったら自分が「おにぎり」だと思っていても、商談中は「おむすび」で通し、「おにぎり」を封印することです。

　お客様が「関東だき」と言ったら、自分は「おでん」でしょうと思ったとしても、「関東だき」で通すということです。研修の中で、ある受講者は「確かに、レストランで『お水下さい』って言ったのに、『おひやですね』って返されたらイラッとしますね」と発言していましたが、まさにその通り。上手い例えです。

　皆さんの場合ですと「お薬」という薬剤部長さんに「製剤」という言葉は使わないということです。

　お客様と共感をベースにした関係を構築し、お客様のイエスを引き

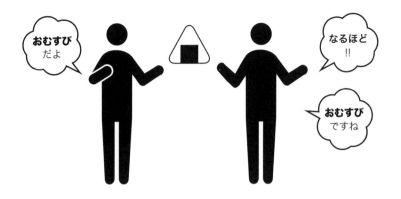

出そうと考えるのであれば、できるだけ相手の言葉に注意を払う必要があります。

　この「お客様に心地よくお過ごし頂く」という考え方は、私の商談スタイルに大きな影響を与えています。終始一貫どのような対応をすれば、お客様に心地よくお過ごし頂けるかを、手を変え、品を変え考えていると言っても過言ではありません。お客様と共に価値を生みだしていく価値共創型営業と、単なるモノ売り営業との違いとも言えます。

証券会社トップセールスに学べ

　「おにぎりとおむすび」は、もともと私が考えた方法ではありません、今から 10 年程前に、証券会社のトップ営業の方に伺った話です。その会社は、富裕層向け証券会社で、お客様は「目の前のお客様だけでなく、お子様、お孫様までお付き合いをさせて頂く」というコンセプトを強く打ち出していました。お取引額も 1 件が億単位です。

　メガバンク系でもあり、営業活動も順調と思いきや、そのトップ営業の M さんに「たくさんの商品をご契約頂く秘訣はなんでしょうか？」と質問したところ、このように言われました。

　「柏さん、金融商品と言うものは、実はその商品自体に大きな差はありません。N 証券からでも、D 証券からでも同じような商品が購入できるのです。だから私が心掛けていることは、『目の前のお客様に、いかに心地よくお過ごし頂けるか？』ということなのです」

　これを聞いた私は、かなり驚きました。ネームバリューや会社の信用ではなく、最も大切なことはご商談の場の心地よさとは……

　欲張りな私は、さらにそのトップ営業の M さんに畳みかけました。「ではお客様に心地よくお過ごし頂くために、Mさんが心掛けていることはなんでしょうか？」と。

　その答えは、「まずは信頼関係を築くこと」というお答えで、書籍を一冊教えて頂きました。しかし、具体的な手法の一端でもぜひ教えて下さい、と食い下がる私に教えて下さったのが、「お客様と徹底的に同じ言葉を使う」という手法でした。

　「お客様に心地よくお過ごし頂きながら商談を進めて行くために、同じ言葉を使うのです」と教えて頂いたのです。

　このお客様の言葉をそのまま使うという「おにぎりとおむすび」の共感の手法は、その後、「お客様と同じ言葉で提案書やメール」を書く、「お客様と同じ言葉でクロージングをする」と多くのことに応用され、効果を発揮しました。

　M さんのように孫子の代までお付き合いするわけではありませんが、製薬業界でも先生とずっと長くお付き合いをしていくために、先生と共に考える関係性を築くために、お互いに共感をするということは、とても大切な第一歩になります

傾聴
～相槌上手で成果をつかむ～

相槌上手が聴き上手

　ここからは、いよいよ『聴く力』の中心になる「傾聴」です。自分と相手の話す比率について、営業は、「自分20、相手80」などと言います。要は話過ぎるな、ということです。どれほど話しても25%を超えて自分の方が話してしまうと、相手のニーズは聴き取れず商談が不発に終わることが多いです。

　営業の本を60冊以上書かれている和田裕美さんが講演会で、営業は「聴いて、聴いて、聴いて、話す」と言っていました。つまり「話す」は、25%です。

　ここでは、まずは先生に心地よく、気持ち良くお話し頂くための聴くスキルをお伝えします。

　研修で聞くMRの方々の悩みとして、「いままで1分、2分の先生とのコンタクトで会話をしていたのに、逆にオンラインになって15分もお時間を頂いたら、どうお話しして良いかわからなくなりました、どうしたら良いでしょうか？」というものがあります。

　1人や2人ではなく、かなりの方から同じような質問を頂きますので、この本をお読みのMRの方も同じ悩みをもたれているのではないでしょうか？

　この悩みを解決するために、まずは相槌上手になって会話を弾ませるスキルを身につけましょう。対話が長くなっても、先生に心地よくお過ごし頂き、たくさんのことを話してもらうためです。雑談上手になる本などを読む必要はありません。

　傾聴の「聴」という字は、耳と目と心で構成されています。全身全霊で相手の話を熱心に聴くことです。そして、さらに大切なことは、対話の相手に「私はあなたの話を良く聴いていますよ」と感じてもら

うことです。

オウムとカエルの傾聴

　傾聴にはレベルがあります。オウムとカエルで説明します。「オウム返し」と「カエル返し」です。

　傾聴のレベル1は、「オウム返し」です。相手の言った言葉をそのまま返します。オウム返しは、あまり繰り返すと相手をバカにしているように思われることもあり注意が必要ですが、とっさの相槌として覚えておいてください。臨機応変に相槌がまだ打てないのであれば、何も言わないより、オウム返しの方が上です。お母さんと子供の会話で説明すると、「お腹が空いた」という子供に、「お腹空いたね」とそのまま返すのが、オウム返しです。

　傾聴のレベル2は、「カエル返し①　言葉！」です。初めて聴かれたことと思います。覚えやすくして、現場ですぐに思い出して使えるように、私が勝手に作った言葉です。「相手の言葉を自分の言葉で言

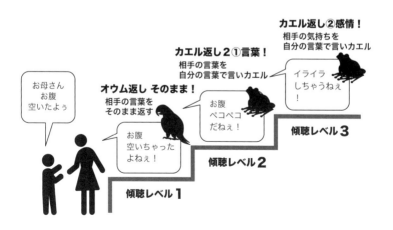

いカエル」という意味です。図の例では、お腹が空いたという子供に「お腹ぺこぺこだねぇ」と言い換えています。子供はとりあえず聴いてもらえたと少し安心します。

　傾聴のレベル３は、「カエル返し②　感情！」です。相手の気持ちを自分の言葉で言いカエルという意味です。先程のように単に「言葉」を言い換えるよりも、相手を良く見て、相手の感情を推測し、理解した上で、「気持ち」を言い換えます。その方が、相手に良く聴いて貰っている、理解して貰っていると感じてもらうことができます。また、お母さんと子供の会話で説明すると、

　「お母さん、お腹空いたよ〜」に対して「イライラしちゃうね」と言うことで相手の気持ちを言い換えたことになります。

　このオウムとカエルで相手に相槌を打っていくことで会話を弾ませることができます。もちろん会話をこれだけで終わらせると売れないので（皆さんの場合処方への動機付けができません）、徹底的に先生の話を聴くのは、全体の○○％と、はじめに想定して、それを意識しながら、面談を進めます。

　では、早速練習してみましょう。相手を先生だと思って、ご自身でオウム返しとカエル返しをやってみて下さい。

設問①　先生：今日の外来は、すごかった〜

　さぁ、これに対して皆さんは、どのように返しますか？「大変ですね」というワードだけは NG です。今は、良く聴いて相手を良く理解する練習ですので、そのような安易な言葉では練習にならないためです。答えの例は次のページです。

設問① 回答例
先生：今日の外来は、すごかった〜
オウムMR：すごかったんですね〜！（言葉をそのまま返す）

先生：今日の外来は、すごかった〜
カエル MR レベル1：ものすごいご人数だったんですね〜（言葉の言い換え）

先生：今日の外来は、すごかった〜
カエル MR レベル2：先生も患者さんをお待たせするのは、お辛らそうですね。（気持ちの言い換え）
先生：そうなんだよ、早く診てあげたいのに。

　この違いがわかりますか？カエル MR のレベル1は、単なる言葉の言い換えですが、カエル MR のレベル2は先生の気持ちを言い換えています。
　また、このような場合に「大人気ですね〜」というような返答も想定の範囲だと思いますが、相手に「良く聴いてもらっている」と感じてもらうためには、自分の意見は封印する方が効果的です。大人気と思ったのは、あなたの意見です。
　良く先生を観察した結果として、「もう大人気で嬉しい」と先生が感じられているようでしたら、それはカエルのレベル2、相手の気持ちを言い換えたということになりますので、OK です。

オウムとカエルの傾聴　応用編

　管理職研修でも、このオウムとカエル傾聴の練習をします。たとえば部下が辛そうに「メールが毎日150通も来るんですよ〜」と言っています、どうしますか？という設定。これに対して「俺なんか200通は来るぞ」と自分の話をしたり、「毎朝15分でまず半分読み込むんだ！」というように相手の気持ちも受け止めずにいきなり指導

されたりする方が後を絶ちません。笑い話のようですが、本当の話です。

　どうやら人は、相手が言った何かに対して、自分の経験に照らしてアドバイスしたり、解を出してあげたりすることが大好きで、心地よく感じる生き物のようです。私も、人のことは言えません。

　「メールが毎日150通も来るんですよ～」と部下が言った時に、アドバイスしたい、自分の気持ちよさを抑えて、相手が心地よく話せるように「150通も来るんだ」と単純にオウムで受け止める。またはカエル返しで「読み切れなくて焦っているみたいだね」と、気持ちを察してあげるのが大事です。相手の返答が「そうなんですよ」というように返ってくると、傾聴が上手くいっている目安の1つとなります。ご家族や友人で練習してみて下さい。よく奥様で練習したら話が止まらなくなって困りました、という話を聞きます。

　もうわかった、理解したと思ったでしょう？でも、やってみるとスラスラと口から出てこないということでは困るので、もう1問練習をしてみましょう。

設問②先生：今月は学会もあるからヘトヘトだよ

　さぁ、これに対して皆さんは、どのように返しますか？今回も「大変ですね」というワードだけNGです。答えの例は以下の通りです

設問②　回答例

先生：今月は学会もあるからヘトヘトだよ

オウムMR：ヘトヘトでいらっしゃるんですね～ / 学会までこなされるんですね～。（相手の言葉を1つ選んで返している）

先生：今月は学会もあるからヘトヘトだよ

カエルMRレベル1：タイトなスケジュールなんですね。（言葉の言い換え）

先生：今月は学会もあるからヘトヘトだよ
カエル MR レベル２：慌ただしくて落ち着かないご様子ですね〜。（気持ちの言い換え）

　いかがでしょうか？まずオウム返しの注意として、すべての言葉を全部オウム返しにする必要はありません。「今月は学会もあってヘトヘトでいらっしゃるんですね」、これですと、そのまま全部です。相手の方が、馬鹿にされていると感じる危険があります。

　オウム返しの場合は、相手の言った言葉を１つ選んで返してみましょう。

　ぜひマスターしてもらいたいのは、カエル MR のレベル２。先生の気持ちを言い換えて「そうなんだよ」というリアクションを引き出すことです。そのためには、先生の様子をよく見て先生の感情の動きを追いかける必要があります。先生をよく見ることは、先生を深く理解するためにとても大切です。

否定に対する効果的な返し

　次は否定に対する基本の返し方です。「そんなの全然現実的じゃないよ」と言うような否定をされた場合は、どうしますか？

　研修内でロールプレイをすると相手の否定に対して「そうですよね」と認めてしまう方が多いことに驚きます。相手に「おもねる」（ご機嫌を取る、へつらうこと）様な言い方です。これがもし自社の製品に関する否定であったらどうするのがベストですか？

　たとえば、○○領域の医薬品を、あなたの会社が持っています。しかし、圧倒的首位には勝てないという場合です。圧倒的首位には勝てないけれど、その圧倒的首位製品が効かない患者さんも世の中にいらっしゃいます。そのために、あなたは意義ある活動として自社製品周知の活動をしているのです。その状況で以下のような否定を先生にされたらどうしますか？

設問③ 先生：あなたも判っているでしょう、○○領域は、○○社の○○の独壇場だよ

「そうですよね」と相槌を打ってしまっては、ダメですよ。ライバルの製剤を認めてしまってはいけません。それでは、ライバル製品では治らず今日もどこかで苦しんでいる患者さんを助けられません。

この場合も、相手の話をきちんと聴く姿勢をまずは見せましょう。先生に心地よく話して頂くのが基本です。

否定に対する基本の返しは、同意をせずに「一度受け止める」ということです。

設問③　否定に対する返答例

例１
先生「そんなの全然現実的じゃないよ」
MR「先生は、現実的でないとお感じになられるのですね」

例２
先生「あなたも判っているでしょう、○○領域は、○○社の○○の独壇場だよ」
MR「先生は、○○領域は、○○が使い易いとお感じになっているのですね」または「先生は、○○領域は○○だとお考えなんですね」

いかがですか？このように先程のオウムとカエルの言い方で返すと、先生の言っていることを受けて止めてはいますが、同意はしていません。ここからどのように展開していくのかは、この後で説明します。

先生との対話だけでなく、社内の後輩との対話でもこのような否定に対処しなくてはいけない場面は、あると思います。たとえば「先輩、あんな小さな診療所、行っても無駄ですよ」という対話です。

「そうだよね」と同意してしまうと、その後は指導ができません。同意するのではなく、「施設の重要性に大きいも、小さいもない！」といきなり注意するのでもなく、「あなたは、あの診療所に行っても無駄だと感じているんだね」と、それをいったん受け止めて、それからあなたの意見を言う方が、相手は受け入れやすいと思いませんか？相手の「そうなんですよ」をまずは引き出してみて下さい。

聴く力の掟　その③
洞察
～インサイトを探る～

ダメ営業の洞察とは

　「先生のインサイトを伺う」という言い方は、MSL（メディカル・サイエンス・リエゾン）の方が良く使われる言い方です。インサイトの直接の意味は、「洞察」ですが、マーケティングにおけるインサイトとは、「人を動かす隠された心理」のことです。これからは MSLだけでなくMRの皆さんも意識していく必要があります。この本では、インサイトを探ることを洞察すると言います。

　まずは、洞察のダメ・バージョンの他業種の例を紹介しましょう。ケーブルテレビ大手の営業です。この会社はケーブルテレビだけでなく、携帯、インターネット、電気にも参入していて、営業はできるだけひとりのお客様に多くのサービスを売る（クロス・セリング）ことが仕事です。ダメ営業のパターンは以下のようになります。

> お客様：インターネットに興味があります。
> 営業：12M が良いですか？ 320M が良いですか？

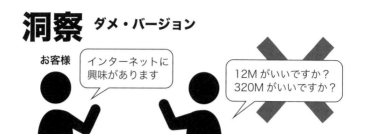

洞察 ダメ・バージョン

お客様 インターネットに興味があります

12M がいいですか？
320M がいいですか？

　いかがでしょうか？「これでは、ダメです」と研修内の現場で伝えると、「インターネットの問合せなので、インターネットの速度を聞いています」、または「インターネットのお問合せなのでインターネットの話をすぐしないとお客様に失礼です」などの反論が受講者から出ます。

　この問いのダメな点は、これでは上手くいっても「インターネットしか」売れないということです。

　ここでの正解は、「なぜ問合せを頂いたのかを探ること」です。「今回は弊社にインターネットのお問合せを頂きありがとうございます。的確なご提案をさせて頂くために、皆さんにお伺いしているのですが、今回なぜインターネットのお問合せを頂きましたか？」という理由を確認できる質問が望ましいのです。

　そうするとお客様は、「いや～孫と同居することになってね、ネット回線ぐらいちゃんとしておかないと」と家族が増えるという情報を入手できるかも知れません。そうであれば、話の最後には「夕方からお孫さんたちと、ディズニーチャンネルご覧頂いたら楽しいですよ」とケーブルテレビの案内もでき、また「ご家族が増えるのであれば、携帯電話代を（または電気代を）節約されませんか？」という展開も可能です。

　他業種の話にすると「馬鹿だなぁ、当たり前だよ」と思われるかも知れませんが、皆さんの現場では、いかがですか？医療の現場で先生から「○○という医薬品について、ちょっと……」と自社製品につい

て投げかけて頂けたら、ものすごく嬉しくなって、コロナ禍で時間を持て余している間に練習しまくった成果を見せてやるとばかりに、すぐに「では、簡単にご説明致します……」とか言って、とうとうと説明を始めていませんか？

　実際MR研修の中でも、この話でひとしきり笑って納得したような雰囲気になります。その後しばらくして、私が先生役になって「○○君、おたくの○○薬について説明して」と質問すると、もういきなり、120％の確率で一方的な説明が始まります。今、説明したのに……と思いますが、慣れ親しんだ「MR反射」のようなものです。

　それこそ、先生にご質問頂けたのに、すぐ答えないのは失礼だという意識が張りつめているのではないでしょうか？張りつめ過ぎです。

話し込みはなぜできない？

　多くの営業研修でも同じ悩みを伺います。「すごく上手く説明できたのに決まらなかったのです、謎です」と言う質問です。それは、すごく上手く説明し過ぎたことが理由です。

　端的に言えば、皆さんが２度目のアポが取れない理由はここにあります。ここで掘下げた対話ができないために、逆に上手く説明できたら２度目は同じことを聞きたくないという心理が先生の方に働いてしまいます。

　営業所長や上司から「先生と話し込みをして来い」と言われたことはありませんか？挨拶程度の短い会話でなく、しっかり話すこと、先生と治療方針などを検討することを製薬業界では、よく「話し込み」という言い方をしますね。話し込み＝ディテーリング（もともとの意味は詳しく説明すること）、コール＝単なる訪問と定義している製薬企業もあります。

　さて、その「話し込みをして来い」と言われた場合です。今までは、先生と接触回数を増やせば、おのずと処方は増えるなどと教えられてきたのに、ここでいきなり話し込めと言われても、実際どうして良いのかわからない方が多いのではないでしょうか？一方的な製剤紹介に

ならない話し込みとはどのようにすればできるのでしょうか？

　大切なことは、先生の表面的なニーズに飛びつかないことです。いったん表面的な課題から離れることです。表面的な課題に対して、いかに速やかに答えた所で価値共創を目指すのであれば、意味はありません。

　昭和のアニメ、「サザエさん」には、毎日御用聞きに来る三河屋（酒屋）さんがいます。「こんにちは、今日はご用ないですか？」しかも玄関ではなく、勝手口（裏口）から自由に出入りできるという、まさに「勝手知ったる」状態。三河屋さんは、ザイアンス効果を信じ、毎日欠かさず顔を出しているのです。

　「あら、そろそろ、みりんが切れそうだわ、みりんを１つ持ってきて」というような展開です。三河屋さんは、言われたことに対してもちろん反論も質問もしません。「はい、かしこまりました！」。これで終了です。ちなみに「お醤油はまだ大丈夫ですか？」というクロス・セリングは積極的です。これが典型的な御用聞き営業。言われたプロダクトを出す、もしくはついでに売り込みたい他のプロダクトも出すという営業手法です。御用聞きになりたければ、これで良いのです。その代わり立場は、いつまでも相手の方が上になります。もし対等な関係を望むなら、この展開は避けたい所です。しかし、つい自社の所の製剤の話になるとプロダクトを紹介したくなる。そこを、ぐっとこらえて「なぜだろう？」と掘下げていきます。

　それでは、実際の現場で考えてみます。

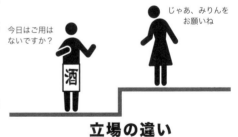

立場の違い

- 先生：「○○疾患用の御社の○○って効能追加あったよね」
- ダメMR：「はい、前回の追加承認で〜〜〜〜〜〜〜（延々と説明が続きます」

研修で私が先生役になって質問をすると、これまで100%上記の展開になりました。みなさんは同じようなことを現場でされていませんか？ここでの正解は以下のような対応です。

・「はい、今回なぜご興味をお持ち頂きましたか？」
・「はい、○○と○○です。どのような患者さんにお考えなのですか？」です。

　誤解のないようにもう1例。

先生：「○○薬の禁忌について説明してくれないかな」

　皆さんは、どのように答えますか？これも研修で良く引っかかる所です。禁忌を聞かれたら速やかに禁忌を説明するでしょうって思ってしまうのです。でも、これこそ三河屋対応で、「みりんあるかしら」「あります、○○醸造と○○醤油製とどちらがよろしいですか？」と同じです。いつまでたっても、先生と対等な会話など望めません。ここでの回答例も以下のような対応です。

・「はい、先生。今回なぜ○○の禁忌の情報が必要なのですか？」
・「どのような患者さんのご対応ですか？」
・「お困りの患者さんが、いらっしゃいますか？」
・「これまでと違う患者さんに処方をお考えですか？」

　現場の1分、2分でそんなことを言える訳がない、と感じていますか？禁忌について聞かれたら禁忌について答えなくてはと感じますか？それが皆さんの業界の先生とMRの当たり前ですから、違和感もすごいと思います。
　しかし、この関係性を壊していかないと、あなたも三河屋さんと同じ昭和の営業です。先生がその質問をした「理由」、「なぜその質問を

したのか」を確認するのが大切です。

　そうでなければ、いつまでたっても、先生の向こう側の患者さんの姿を捉えることはできず、会話は一方通行で、先生との話し込みはできません。「私たちは、直接患者さんとは話せませんから」と言い訳して終わりです。どうしても違和感があるというなら、「はい、先生〇〇の主な禁忌は、〇〇と〇〇です。今回なぜ先生はこの医薬品の禁忌についてご質問頂いたのですか？」と順番を工夫して下さい。

　もちろん、サザエさんに三河屋さんが、「今回なぜみりんをお求めなのですか？」と聞いたら「みりんが切れるからみりんが必要だって言ってるんじゃん！」ってサザエさんは、恐らく怒り出すと思います。しかし、先生との対等な関係を目指し、的確な情報提供を行うには、素早くその意図を聞くことが大切です。回りくどい印象を与えてはいけません。的確なご提案のために詳細を伺うのです。

先生の価値観を掘下げる

　大切なのは「話し込みをしてこい」と言われた時に、何を先生から聴くのが成果に近づくのかを考えることです。

　話し込みによって掘下げるのは、先生の価値観です。価値観とは「理想」「判断基準」「最優先事項」です。頭に「先生の」とつけるとよりイメージしやすいのではないでしょうか？「先生の理想」「先生の判断基準」「先生の最優先事項」です。

・先生の理想の治療とは？
・先生の判断基準は、安全性か？有効性か？
・先生がここで最優先されるのは、効果の速さ？効果の強さ？

　先生にとって、もっとも大切なことは何かを共有していくのです。このような深掘をせずに、先生に主導権があるままで、その理由も判らないままに医薬品の処方が決まることもあるでしょう。しかし、そのやり方ですと、全く再現性がなく、他の施設で同じことは決してで

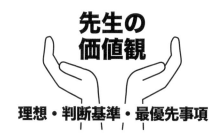

きません。

　先生と価値共創をしていく MR になりたければ、先生の価値観（理想・判断基準・最優先事項）を常に意識して確認していく必要があります。

「お困りのことはありませんか？」がダメな理由

　「ニーズ（課題）を聞く」と「価値観の掘下げ」の違いについて説明します。価値観を確認したいのに、現場では、しばしば表面的なニーズを聞くという手法に引っ張られます。

　また昭和の提案型営業の手法が思い出されます。「お困りのことはありませんか？」というフレーズです。初めて訪問して、いきなり「そもそもですが御社の課題を教えて頂けますか？」と聞いているのと同じことです。

　例えば、皆さんが家電量販店に現在買い替えを検討中のテレビを見に行ったとします。そこで、初対面の営業から「お困りのことはないですか？」と聞かれたら、すぐに詳しく困っていることを話しますか？すでにインターネットなどで、事前に調べてきているので、大きさや色など自分で確認しようと思ったところだけ、見れば良いと感じているかも知れません。

　前述のとおり、IT の進歩でお客様側がたくさんの情報を持っているために、営業（良く知っている人）、顧客（良くわかっていない人）というアプローチが崩壊しており、このようなことが起こります。

　現場の話を聞いていると、もっと MR として成長していきたいと良く勉強されている頑張り屋の MR ほど、「お困りのことはありませんか？」と先生の課題を解決しようとしています。それ、古いです。今すぐ改善しましょう。プロセスを少し変えるだけで結果が変わりま

す。

　繰り返しますが、先生の課題を解決するというスタンスではなく、先生と一緒に考えて答えを共に見つけるというスタンスが新しい価値共創型 MR なのです。

ラダリング～深層心理へはしごをかける～

　ここからは、効果が高い価値観の掘下げの方法を他業種の例で説明します。私のお客様で創業から 150 年続いた老舗の建設会社があります。

　その建設会社が不動産事業を始めました。地元の有名企業ですから当初は業績を上げていきましたが、ある時、東京に本社を持つ大手建築会社の不動産事業部が地元の駅前に支店を出したのです。そこから競争が始まり、業績は低下していきました。

　その現場では、前述のインターネット会社における以下の会話の不動産バージョンが展開されていたのです。

・お客様：インターネットに興味があります。
・ダメ営業：12M が良いですか？ 320M が良いですか？

　これの不動産会社バージョンです。

・お客様：南向きの家を借りたいです。
・ダメ営業：条件は？ ご予算は？
・お客様：駅に近くて予算は月○○がいいです
・ダメ営業：駅チカ、南向さの物件あります。

　このパターンで一見すると条件（スペック）を聴きだせたかのようですが、全く掘下げが足りていません。あっさり競合に別の駅チカ南向き物件を予算内で出されて玉砕してしまいます。

　では、良い掘下げはどのようなものになるでしょうか？

「南向きの家を借りたいです」というお客様に対して、掘下げると以下のような展開になります。

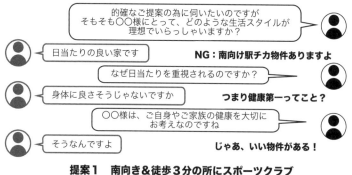

的確なご提案の為に伺いたいのですが
そもそも〇〇様にとって、どのような生活スタイルが
理想でいらっしゃいますか？

日当たりの良い家です

NG：南向け駅チカ物件ありますよ

なぜ日当たりを重視されるのですか？

身体に良さそうじゃないですか

つまり健康第一ってこと？

〇〇様は、ご自身やご家族の健康を大切に
お考えなのですね

そうなんですよ

じゃあ、いい物件がある！

提案１　南向き＆徒歩３分の所にスポーツクラブ
提案２　東南向き＆河川敷でウォーキングが可能

　いかがでしょうか？日当たりの良い家というキーワードに飛びつかずに「なぜそう思ったのか？」を掘下げるのです。そもそもお客様にとっての価値観（理想・判断基準・最優先事項）は何かということです。
　こちらのお客様の表面的な課題は「日当りの良い家」です。そのために南向きの家を探しています。本当に大切に考えているのは「家族の健康」です。ここまで理解して、上記のような提案ができれば、東京から来た大手不動産会社にも決して負けない提案ができるのです。
　これが価値観の掘下げです。これを心理学用語ではラダリングと言います。深層心理へ「ラダー」（はしご）をかけるのです。
　皆さんの話に戻しましょう。面談においては、時として否定に対処する必要がありました。例えば「これ以上、この疾患の医薬品を増やしたくないんだよ」と言われた時に、「そうですよね〜」とおもねった相槌を打つのではなく、まずオウムとカエルの話法で相手の気持ちを受け止めることが大切でした。でも、受け止めただけでは、先へ進

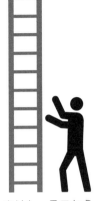

ラダリング

なぜ、そう思うのか？
深層心理へはしごをかける

みません。そこから、なぜそのように思われているのか、そこから先生の真意を探っていくのです。

　ここで、どのような「掘下げ質問」ができるのかが、対話を深める勝負です。先生の価値観（理想・判断基準・最優先事項）を聴くのです。話し方のイメージとして頭に「そもそも○○先生は……」と、そもそもという言葉が付くイメージです。

　「そもそも先生は、この患者さんに対してどのような治療が理想なのでしょうか？」聴きたいのは、先生の理想・判断基準・最優先事項です。あなたの医薬品に対する先生の意見をダイレクトに聴きたいわけではありません。先生ともっと長くお付き合いをするために、先生の根本的な意見や考え方を聴きたいのです。それぞれの製品特性に合わせた「掘下げ質問」をぜひ考えて見て下さい。

「クッション言葉」を投げる

　先生の価値観を聴くために必要となるのが、「クッション言葉」と言われる緩衝材になる言葉です。先生の価値観を聴くためには、掘下げ質問が有効ですが、良い掘下げ質問が作れたからと言って、いきなり先生に「そもそも……」と聴くのは、とても失礼です。本当に聴き

たいことを聴く前にクッション言葉を投げ込んで、ソフトランディングを目指します。さまざまな言い回しで価値観を聴いていくために、ボキャブラリー（語彙力）の豊富さが要求されます。

クッション言葉の例

- 的確なご提案をさせて頂くために、皆さんにお伺いしているのですが、そもそも……
- ご満足頂くご提案をさせて頂くために、最初にお伺いしておきたのですが、そもそも……

　皆さんの仕事では、どのような言葉をクッションに使うと先生の価値観に関わるような大きな質問をしても「生意気だ！」とか「忙しいのに何言っているんだ」と思われずに先生の価値観を聴くことができるでしょうか？

MRにとって効果的なクッション言葉とは

　では、MR研修の中で参加者の皆さんから教えて頂いた医療現場におけるクッション言葉の例を幾つかご紹介しましょう。このクッション言葉の後ろに、先生の価値観を聴く「そもそも〜」という質問が続くイメージです。

- 患者様をたくさんみていらっしゃる先生にぜひ伺いたいのですが……
- この領域がご専門である先生にぜひお伺いしたいのですが・・・・
- 的確な処方をご提案させて頂きたいので、最初にお伺いしたのですが……
- 1人でも多くの患者様に良くなって頂きたいので、まずお伺いしたいのですが……
- 先生の治療の選択肢を今よりもっと広げて頂くためにも、ぜひ伺いたいのですが……

いかがでしょうか？皆さんの担当されている製剤ごとにクッション言葉は変わってくることとは思いますが、どのようなものなら使えそうですか？

先生に効果的なアドバイス・シーキング

　クッション言葉の中でも皆さんが使い易い手法は、「アドバイス・シーキング」という手法です。相手にアドバイスを求めるという意味です。具体的には「教えて下さい」と言うことです。この「教えて下さい効果」を調べた人がいます。

　教えて下さいと言った時の商談成約率は42％、何も依頼しなかった時は８％という結果だったそうです。なんと５倍以上の効果があります。アメリカではこの研究はかなり進んでいて、ハーバード大学やブリガムヤング大学でも研究されています。「先生、ぜひぜひ教えて下さい」このフレーズを言うことで成果が５倍になるなら、もう絶対使いたいですよね。

　ここからは、現場でのアドバイス・シーキングの効果的な使い方についてです。駄目なのは、相手におもねっている、言い方を変えれば相手に気に入られようとしてゴマをすっているように思われる言い方です。下心見え見えのアドバイス・シーキングは、百害あって一利な

「教えて下さい」効果
アドバイス・シーキング

言わない時
8%

言った時
42%

しです。本心から教えて下さいとお願いしてみて下さい。ヤギの顔で覚えて下さい。この邪心のないアピールをしている顔が重要です。

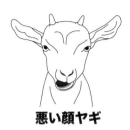 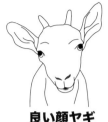

悪い顔ヤギ　　　　　**良い顔ヤギ**

悪いアドバイス・シーキング　　　良いアドバイス・シーキング

　アドバイス・シーキングを取り入れて、先ほどご紹介した先生へ「そもそも質問」をする際のクッション言葉をさらにパワーアップしてみましょう。

・患者様をたくさんみていらっしゃる先生にぜひ教えて頂きたいのですが……
・この領域がご専門である先生にぜひ教えて頂きたいのですが・・・・
・的確な処方をご提案させて頂きたいので、最初に教えて頂きたいのですが……
・1 人でも多くの患者様に良くなって頂きたいので、先生に教えて頂きたいのですが……
・先生の治療の選択肢を今よりもっと広げて頂くために、ぜひ教えて頂きたいのですが……

　いくらでも応用が利くことがおわかり頂けましたか？

話し込みの準備のコツ

　ここからは、商談が上手く行く「効果的な話題作り」のコツをお話させて頂きます。

　前述の通り、MR 研修をしていると、このような嘆きの声が聞こえ

てきます。

　「これまでは、1分から2分のコンタクトだったのに、オンライン
になって面談時間が15分になったら、何を話せば良いのかわからな
くなりました」というものです。ベテランと言われるMRは、現場
対応力もありますが、まだ経験の浅いMRは特に苦戦しているポイ
ントです。

　この問題を解決するには、経験を積みあらゆる状況に対応する力を
徐々につける必要があるようにも見えます。しかし、経験が浅くても
すぐに上手くできる、簡単な方法があります。面談のための「仕込み」、
つまり準備に時間をかけるのです。

　実は面談の質を高めるために、事前準備はとても大切です。きちん
と準備をした上で、鋭い切り口の話題を振れば、面談は勢いのあるも
のになります。

　他業種ですと、特定施設を回るように決められているMRの皆さ
んと異なり、次々と異なる企業を訪問することがほとんどです。その
ため、毎回相手のことを調べる必要が出てきます。スマートフォンが
普及して、いつでもどこでも簡単に情報が取れるようになりました。
しかし、訪問企業の前に着いてからスマホで会社情報を検索したぐら
いで、営業経験の浅い方が売れる訳がありません。何も準備をせずに
訪問し相手の話に「おっしゃる通りです」「勉強になります」「ぜひ教
えて下さい」が口癖になってしまっている営業は、お客様と対等に話
すことは難しいと私は考えています。

　対等に話すためには、お客様企業の下調べを念入りにする必要があ
ります。最低でも1社20〜30分、B5用紙であれば、びっしり
1枚程度となります。そしてできるだけその内容を暗記してお客様を
訪問します。他業種の営業は、販売する商品やサービスによっても異
なりますが、会社の成り立ち、状況、売上や経常利益、また中期経営
計画などもおさえています。

　事前に調べるポイントは、皆さんの場合は、大きく「先生のこと」
と「施設（病院）」のことになります。

【先生のこと（例）】
　・出身大学
　・専門領域・論文など
　・勤続年数
　・1日の外来人数
　・外部での勤務状況
　・趣味

【施設のこと（例）】
　・職員数
　・売上・経常利益
　・設立
　・拠点数
　・代表者 / 創業者
　・経営理念などの「組織方針」

　このような基本的な情報をまずは、整理しておくのが効果的です。更に以下のポイントを付け加えると効果的です。
　1.　褒め情報（拠点拡大・受賞情報など）
　2.　代表者のメッセージ
　3.　業界用語
　「褒め情報」は、お客様が褒められて嬉しい最新情報です。新しい施設を計画中であったり、最新の医療機器をいち早く導入して業界で話題であったりこのような情報は面談冒頭でも活用可能です。
　また、代表者がどのように発信しているかは、その施設の方向性や方針を知る手がかりになります。このような仕事の方向性を事前に知っておくことは、とても重要です。
　さらに、その施設の経営理念までチェックしてみると、例えば「愛し、愛される病院・施設」というような言葉が出てきます。「断らない救急」という急性期の病院のメッセージも出てきます。大きな施設では、先

生方も組織の一員として、そのような組織方針を元に動かれています。

　そして、３つ目の業界用語を事前に押さえて置くということも、簡単で効果の高い方法になります。

　たとえば、施設ごとに事務方の呼び方が変わったり、Ｘ線を撮る時の独自の言い方があったりするはずです。皆さんが今、大きな施設を攻略しようと思っているならば、このように自分の領域以外のことにぜひ目を向けてみて下さい。

話のネタは隠し持つ

　ザイアンス効果を狙って接触回数を積み上げても処方にはつながりません、とこの本の冒頭で言いました。積み上げるならば接触回数ではなく、商談の中で相手が心地よく感じる言葉を投げるということを積み上げて下さい。小さいものでも、積み上げていくと効果がでます。

　レゴというカラフルなブロックがあります。小さな子供でも遊ぶことができますが、本当にレゴを好きな大人たちが作り上げるものは、もはや芸術に近い美しさがあります。

　このような美しさを持つ作品は、小さなブロックを精密に組み合わせて作られています。大きなブロックで積み上げたものより、圧倒的に美しいのです。神は細部に宿ると言いますが、短い面談の中でも、その１コマ、１コマが美しく構成されているのが理想です。

　翻って皆さんの仕事に置き換えたらどうでしょうか？訪問先のことをしっかり調べていますか？レゴブロックの美しいピースになるような情報（話のネタ）を背後に忍ばせていますか？

　薬剤知識の勉強と同じ、いやそれ以上に相手のことをきちんと調べてから面談に臨んでください。それは、先生個人の情報かも知れませんし、先生のご興味のある臨床分野のことかも知れませんし、先生の勤務されている病院全体の方針かも知れません。一度に出さずに対話の中で、小出しにしていくことがコツです。

　たとえ上手く話ができなくても、事前に自分のことをしっかりと調べて来てくれた MR を見て、先生も悪い気持ちはしないはずです。「先

生のことをもっと知りたいのです」という想いを大切にしてください。
話すことがない、何を話せばいいのか判らないという問題は、ここま
で説明した内容で簡単に解決できます。

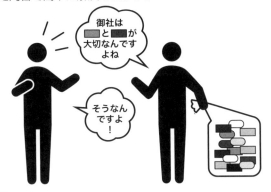

他業種営業研修で実施したテスト結果

　ある会社で初中級レベルの営業に研修を実施する際に、「大手コンビニエンスストア
本部商談」をテーマに、この事前調査の過不足をテストしました。20 分間で相手企業
情報をノートに書き出して来て下さいという宿題を提示し 25 項目のテストを行った結
果は、ほとんどの方が 30 点台、40 点台がパラパラ、76 点以上が 2 名という状況でした。
自分が売りたい商品・サービス周りの知識をいれることに熱心で、お客様先の事前情報
収集には全くと言って良い程至っていませんでした。そのような中でも、きちんと高得
点を取って来る方もいらっしゃるということは、やろうと思えばできるということです。

　点数の低い方に業界用語に関する質問に弱い傾向があります。「CVS（コンビニエン
スストアの略）」「日販（1 店舗あたり売上）」、「フランチャイザー」などの業界用語を
押さえるのが、難しかったようです。しかし、コンビニエンスストアの商談に行くのに
CVS と相手が言った時に、「それは何ですか？」と聞いたら、この世界では確実にそこ
で商談終了です。

　その企業独自の用語や指標は、非常に重要です。あるコンビニエンスストアさんでは、
フランチャイズの店舗を巡回する社員の方を SV（スーパー・バイザー）と呼び、ある
コンビニエンスストアでは、OFC（オペレーション・フィールド・カウンセラー）と呼
びます。この違いを押さえるのが、とても大切です。

注意を払って対象の業界を調べると、その業界毎に大切な指標や言葉が必ずあります。

　保険会社では、健全性を表すのに「ソルベンシー・マージン比率」という聞き慣れない言葉が登場します。このキーワードが業界特有のものであれば、あるほど、商談相手のお客様に、打てば響くような心証を与え、会話がテンポ良く進むことで、商談を楽しんで頂けます。

　皆さんの業界にも、このような大切にしている指標や言葉はありませんか？たとえば新薬開発を重視する製薬会社は、新薬上市状況も大切ですが、研究開発費にどの程度投資しているかが、その会社の力の優劣を決める指標になってきます。パイプラインが判断基準になることもあるでしょう。

　もし、あなたが私のお客様だったとして私が商談中に「〇〇領域への〇〇〇億円の研究開発投資、すばらしいですね、それだけこの領域を重要視されておられるのですね」と相槌をうったら、単に「御社は素晴らしいですね」とゴマをすったように言われるより嬉しく感じませんか？「あっ、この人わかっている」と感じませんか？皆さんにも、そのようなポイントを見つけて頂きたいのです。

　ちなみに私は製薬会社に研修の営業に伺う時は、医薬品領域や医薬品売上比率はもちろんですが、主力製品に関する最低限の知識や、公開されている患者さんの喜びの声などをしっかり暗記してから臨みます。自分も意義ある仕事の構成員として一緒に働くという意識を持ちたいからです。

　研修を売りに行って、うちはこんな研修ができます、あんな研修ができますと言うのではなく、医薬品の話を語れる人材育成業界の営業は、かなりレアだと自分でも思います。

　逆に、お互いの話もそこそこに、面談でいきなり御社の研修を紹介して下さいというような展開になってしまい、「発注者」対「一研修業者」というような関係になってしまう危険を感じた場合は、共に創るという対等関係が築けないので自らノートを閉じて商談を終わらせてしまいます。

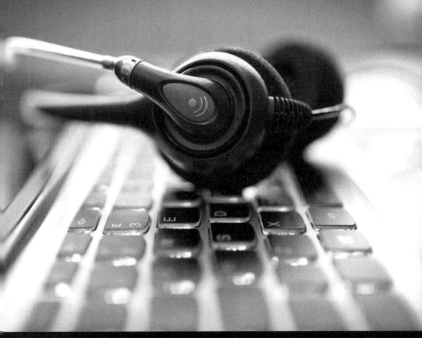

第4章

オンライン面談力
~結果を変えるための考え方とスキル~

オンライン面談を成功させる3つのカギ

ITツールを駆使した先生とのやり取りは増えています。その中でも主力となるのは、オンライン面談です。従来の対面でのやり取りではなく、オンラインの面談で成果を出すためには、以下のように新しい考え方とスキルを身に着ける必要があります。

オンライン面談を成功させる3つのカギ
1. 対面とオンライン面談の違いを理解すること
2. オンライン面談のスキルを身に着けること
3. オンラインに適した環境を作ること

簡単に言えば、アプローチの仕方をオンラインに合わせて変化させ、オンライン面談のスキルを駆使すること、良い結果をつかむためにオンラインの環境整備もすることです。

ところが、多くのMRは、最初のところでつまずいています。アプローチの仕方が、これまでと同じなのです。今まで成果が出た方法を忠実にオンライン化しているだけなのです。まずは、対面の面談とオンライン面談のアプローチの違いを見抜かなければ、成果をつかむことはできません。

オンライン面談力の掟　その①
一度でクロージングする心意気

「空気を作る」がダメな理由

MR研修終了後のアンケートで、このようなコメントを頂きました。
「生の面談には生の空気があり、その空気によってあるべきレスポンスが自ずと導かれることも多い。ところがオンライン面談においては空気依存型のコミュニケーションでは目指す成果が得られないことも多々ある」。

これまでの対面の面談は良い空気、話しやすい雰囲気を作り上げていく空気依存型だったが、これからは、それではダメなようだ、というコメントです。

恐らくこの方は非常に優秀な成果を出されていた方で、現場での先生との面談で、良い空気、話しやすい雰囲気を作り上げるのが得意だったのでしょうしかし、対面ではなくオンライン面談になってから、成果を出すのが難しいと感じるようになったのです。

もちろん、良い空気、話しやすい雰囲気を作るのは、オンラインでも大切です。ただし、「空気を作る」ことばかり気になって、それがゴールになっていては、オンラインでは、ダメなのです。なぜなら、空気が上手く作れたら結果はついてくるという考え方は、この方の指摘の通りオンラインでは、難しいからです。

冒頭お話させて頂いたこれまでのザイアンス効果（接触回数＝処方増）という考え方をベースにして、先生と何度も接触することで、お互いの間に流れる良い空気感を作り上げ、毎回距離を少しずつ詰めていく。この考え方を、そのままオンライン面談でやると上手くいきません。オンライン面談では、もっとスピードを意識する必要があるのです。

1 度でクロージングする心意気

オンライン面談では、一言で言えば「一発で仕留める意識」、もう少し柔らかく言えば「1 度でクロージングまでいく心意気」が必要です。可能であれば、その時間内で先生に処方をご決断頂くことです。

私もこれまですべての商談は対面でした。ちなみに、他の業界では皆さんの業界と違って面談という言い方はしません。「商談」という言葉を使います。あくまで毎回商い（あきない）の話をするためです。商談だから、毎回達成したいゴールが明確にあり、商談だから毎回なんとかしてクロージングまで行こうとするのです。

面談のことを「コール」と言う言い方をする製薬会社も多いですが、「コール」とは、訪問という意味です。クロージングするのではなく、

訪問（コール）がゴールなのでしょうか？このような訪問して接触するのが仕事のような表現にも、他業種から見ると違和感を、感じます。

　皆さんの業界では、営業の名前がプロパーからMRに変わった所で、価格決定権もMS（医薬品卸販売担当者）に移管、MRは、情報提供のみというように仕事の仕方も変化しました。誤解を恐れず申し上げると、業界外の人間には、ここですっかり本来の営業としての能力が後退してしまったように見えるのです。

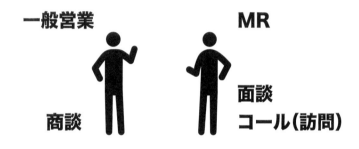

業界外から見ると「ガツガツ度」ゼロ

　最初にそのことに気付いたのは、2020年6月の営業所長向研修でした。初回の研修で、あまりのおっとりさ加減に心底驚いてしまい、営業職なのに「ぜんぜんガツガツしていませんよね」、「どうしたのですか？具合でも悪いのですか？」という風にお聞きして、終了後のアンケートが、プチ炎上してしまいました。

　「うちのどこがガツガツしていないと思われたのか、教えて欲しい」とか、「売上に対するこだわりが、なぜ他社と比べると少ないと感じられるのか？具体的に教えて欲しい」というようなことをアンケート

で聞かれました。

　確かに、情報提供ガイドラインやプロモーションコードに基づいて営業しているのに、外部の人間から営業の仕方をとやかく言われたら腹が立ちますよね。でも、本当に素直に「なぜ？」と、その時は思ったのです。この営業所長の方々に、すぐにそう思った理由を列挙してメールを送りました。「公開されている数字が○○年横ばいなのに、営業所長として全く困っている様子がない」、「先生に会えないのは、開発が新薬や効能追加を出さないからという発言がある」など、他にも感じたことを率直に書きました。

　メールをお送りした結果、皆さん深く納得され、その後の研修では、私が実施してきたこれまでの経験がないほど受講者である営業所長の皆さんと絆が深まりました。初回の私は、明らかに研修内で地雷を踏んでいたようですが、エビデンスを明確に示すと納得して下さる方々で幸いでした。

　その後、MR向け研修を次々開発して実施していく中で、やはりMRの皆さんには、もう少し営業職としての闘争本能を呼び覚まし、1回の面談に一球入魂して頂きたいと感じました。第2章で説明した「価値共創型営業」がこれからの時代の理想です。また、製品特性によっては、処方に結び付くまでに長い時間がかかる場合もあるとは思います。

　しかし、繰り返しますが、オンライン面談では、これまでのように、何度も繰り返し先生と会うことは、そもそも難しいのです。そのための考え方として、1回の面談に今まで以上に集中をして、1度でクロージングできれば、クロージングまで行く！という「心意気」、気持ちを持つ必要があるのです。

「宿題をもらう」をゴールにしない

　「先生から宿題を頂いて来い」このような指導を受けたことはありませんか？そのような指導をされていると、つい「では、先生こちらを宿題にさせて頂き、次回資料をお持ち致します」と自ら申し出るス

タイルになります。これは、わざわざクロージングまでの時間を延ばしているようなものです。私は余程返答に困るようなことを聞かれた時以外、一切宿題という言葉は使いません。「宿題」は、次回のアポ取りの口実として推奨されているようですが、宿題をもらうことを、ゴールにはしないで下さい。

　同じようなトークで「資料を送らせて下さい」というのもあります。こちらも、私は絶対使いません。特に新規のお客様の「資料送ってください」は、「今は結構です」と同義語でお客様はまず読みません。読まれないのであれば、送付のために手間をかける時間が無駄ということになります。

　私の場合、販売するのは「コンサルティング」や「研修」です。2020年の4月に初めてオンラインで、商談をしました。その場で翌月の研修11本が決まりました。次の商談では、またしても翌月の研修が18本決まりました。このあたりで、自分でも「あれ？おかしいな、なんでこんなにクロージングまでの速度が上がっているだろう？」と思いました。しかし1年間対面ゼロでオンライン商談をしてみた今ならわかります。オンラインの方が商談としては圧倒的なスピード感を要求されるからです。

　お客様の方も最初から目的を持って商談を設定して下さっているので、こちらも明確な目的を持って臨む必要があります。そのお互いの持つ明確なゴールによって、クロージングできる確率は格段に上がります。ここで問題になるのが、面談時間が長くなった時の面談スキルの不足です。だからこそ、前述のオウム返しやカエル返しを効果的に使った、先生に心地よく話して頂くためのスキルが必要になってくるのです。

オンライン面談は声が命

ファクト（事実）ではなく熱意を伝える

　MR研修をしていて感じるのは、皆さんは、ファクト（事実）を伝えるのは得意ですが、熱意を伝えるとなると一気に怪しくなるということです。この状況になったのは、プロパーからMRへ転換した時なのか、ガイドラインが強化されたタイミングなのかは、部外者の私にはわかりません。しかし、明らかに「私たちは自分の感情や感想を述べることは禁止されています」というオーラを皆さんから感じます。

　医薬品に関することを伝える時はそれで結構ですが、これでは営業としては完全に骨抜き、大切な部分が抜け落ちてしまっています。対面であれば、まだなんとなく、MRとしての熱意は空気で伝わったかもしれません。しかし、遠隔地からのオンラインでの対話では、もうファクトを伝えるだけでは、先生の気持ちを動かすことはできません。皆さんに必要なスキルは、ファクトを伝えるスキルにプラスして、オンラインでも「熱意を伝える力」、「心を動かす伝える力」なのです。

　オンライン面談の掟、ここからは、いよいよ伝え方のスキルについて説明します。

オンライン面談は声が命

　コミュニケーションに関して、人に影響を与えるものは何か？ということにおいては、米国の心理学者アルバート・メラビアンのメラビアンの法則が有名です。図に示した通り、コミュニケーションに影響を与えるのは、見た目が55％、声が38％、皆さんが一番伝えたい中味はわずかに7％です。つまり何を言っているかよりも、見た目や声についての方が相手に与える影響が大きいのです。

　更にオンラインでは、見た目と声の数字が完全に逆転している、と私は日々の仕事の中で感じています。体感値ですが、声が60％を超

メラビアンの法則

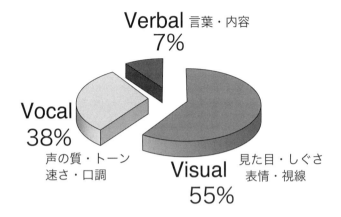

えているように感じます。これでもし、カメラオフだとすると、話の中身と声の与える影響で、100％です。オンライン面談では、「声が命」。また少ない視覚情報を補うためにカメラオンが必須になってきます。

　メラビアンの法則における見た目と声の数字が完全に逆転しているならば、一気に大切になってくるのは、あなたの声の質・声のトーン・速さ・口調です。

　オンラインで重要な要素は、どのような声をあなたが持っていて、どのように話すかが、大切です。オンラインに最適化された声と話し方、「心を動かす伝える力」をぜひ手に入れて下さい。

心地よい「間」の取り方

　まず、以下の文章を声に出して読んで見てください。

　「私は MR 職として大学病院を担当して、現在 5 年目になります。専門分野はオンコロジーです。私がこの仕事を始めるきっかけとなったのは、実は、私の父の病気がきっかけなのです。」

どこで、「間」を取りましたか？

多くの人が「、」と「。」で間を取ります。この点や丸を句読点と言います。この点と丸のところで文の内容を区切ると、読みやすく、息継ぎもし易いという仕組みになっているのが、日本語の特徴です。

ここで大切なことは、相手の心を動かす伝え方において、「息継ぎ」と「間」はイコールではないということです。相手の心を動かし、相手から Yes をもらうための話し方においては、「間」がとても大切です。話をする場合は、相手にいかに心地よく聞いて頂けるかに配慮したものである必要があります。間を取るタイミングや息継ぎを句読点でするのは、あなたの都合です。相手にとって心地よかったり、わかりやすかったりするためには、どのようにすれば良いのかを、ここから説明していきます。

効果的な話し方とは？

ここでは、あなたの話し方を印象的、かつわかりやすくするため為のコツをお伝えします。

（注：話の途中で「あ〜」とか、「え〜と」などと言う癖がある方がいます。これを「言葉の髭」と言います。この癖のある方は論外ですので、以下の内容を練習する前に、話し方の基礎の本を別に読まれるか、自分のトークを録音して徹底的にこの癖を撃退して下さい）。

効果的な話し方の 4 つのポイントを紹介します。

1．大切なことを言う前に一呼吸あける

ここぞということを言う前には、一呼吸、一拍あけて下さい。これはすでにほとんどの方が自然にできていることだと思います。一番わかりやすい間の取り方です。

2. ところどころで黙る

印象的な話し方のためには、ところどころで黙ることをお勧めします。話し方のリズムをあえて崩して、変化を産み出すのです。文章で説明するのはとても難しいのですが、例えば「今ちょっとだけいいですか？」は、普通に話せば、なんのアクセントも必要ありませんが、「今、（呼吸）ちょっとだけいいですか？」というように、「今」の後に一呼吸入れます。

　話のリズムをあえて崩すのです。このあえて崩してしまうことが、あなた独自の対話のリズムを作り出し、印象を強く残すことになるのです。

3．強弱と緩急をつける

　次のコツは少し難しいです。強く話す、弱く話す、スピードを速くする、遅くするなどのテクニックです。「強弱」と「緩急」を使って、抑揚をつけます。「強弱」は縦のふり幅を大きくすること、「緩急」は横のふり幅を大きくするイメージです。自分の声が大きく上がったり下がったり（縦）、自分の声を速く話したり、遅く話したり（横）することを意識します。単純な強弱だけでなく、さらに強調すべきところを強く言うと、さらに話にアクセントがついて相手を惹きつけることができます。

4. 仕方話で喜怒哀楽を表現

　落語家が扇子を持って話をしています。扇子を前に出しながら「ひょいっと、そこを見ると、まぁ大きな、大きな、桃が流れて来まして、わぁこりゃでかい！」身振り、手振り、まるであたかもその光景を目の前に見ているかのように話しています。この話し方を「仕方話」と言います。これをぜひ取り入れて下さい。

　更に意識したいのは、自分の話に「喜怒哀楽」を乗せることです。「嬉しい」、「腹立たしい」、「悲しい」、「楽しい！」のような表現を話に乗せていくのです。詳しくは次の章で説明しますが、オンラインでは、対面より自分の感情を気持ち強めに表現すると効果的です。

このように言うとガイドラインが気になるかもしれませんが、作り話をしてくださいと言っているのではありません。あなたの話に印象的な色をつけるイメージで挑戦してみて下さい。

効果的な話し方　4つのポイント
1. 大切なことを言う前に一呼吸あける
2. ところどころで黙る
3. 強弱と緩急をつける
4. 仕方話で喜怒哀楽を表現

　ご紹介した4つの話し方を身に着けるために、ぜひ実際に声を出して練習をしてください。まずは、1分程で話せる文章を用意します。それは先生に確実に伝えたい、あなたの医薬品のコンパクトな紹介文が良いです。（ガイドラインが気になるようでしたら、練習は普通の文章でも大丈夫です）。
　最初に強調したい部分を赤で囲みます、仕方話の部分は青で囲みます。さらに上げ下げを波のように印をつけていきます。この話し方のプランニングができたら、録音して聞いてみます。あなたの話し方は印象的になりましたか？

儲かる声を手に入れる

　ここからは、声の質の変え方についてお伝えします。声の質は生まれつきだと諦めないで下さい。声の質は、トレーニングで変えることができます。特にオンライン面談は声が命です。営業として儲かる声、売上が上がる声、処方がバンバン決まる声が欲しくはありませんか？
　私たちに必要な声は、はっきり言えば「売るための声」です。相手に「信頼されるための声」、「アポを取るための声」、「相手のYesを引き出すための声」です。有料のボイス・トレーニングを受けて、高い声から低い声まで出す必要は、ありません。「儲かる声」は、最低限のトレーニングで手に入るのです。

腹式呼吸と滑舌（かつぜつ）

　まず最低限必要なのは、腹式呼吸です。腹式呼吸とは、横隔膜を上下させることでお腹に空気を入れ、お腹から声をだす呼吸法です。女性は胸で呼吸を浅くする胸式呼吸の方が多く、男性は腹式呼吸の方が多いと言われています。女性でも男性でも、寝ている時は誰でも腹式呼吸です。スーハ、スーハと仰向けに寝て試してみてください。

　腹式呼吸をお勧めする理由は簡単に言えば「通る声」を手に入れるためです。腹式呼吸のメリットは大きく２つあります。１つは、呼吸量が増えること、もう１つは吐く息にスピードがつくことです。

　呼吸量が増えるということは、長く声を出し続けられるということです。句読点で息継ぎをしなくても、相手が心地よいと思ってもらえるタイミングまで、または理解しやすいタイミングまで一気に続けて話すことができ、相手から聞きづらいと思われることもなくなります。

　一方、吐く息にスピードがつくと、たとえば会議室などで話す時には声が部屋の端まできれいに飛びます。オンライン会議においてはあなたの声は「生き生きした声」になります。

腹式呼吸のトレーニングのコツ

　壁に背中をつけてお腹に空気をいっぱい入れて、「あ〜」と声を長く出してみてください。これを「長音トレーニング」と言います。しっかりお腹から声が出ていると長く声を出し続けることができます。私は20代の頃は28〜30秒、声を続けて出せていました。今は14〜15秒ですが、それでも全くトレーニングをしていない人に比べてかなり声が出します。

　この章の最初に、息継ぎと間はイコールではないと書きました。長く息が継げば、自分の都合ではなく相手にとって心地よいタイミングで間を取ることができます。

　音が上手くできたら、今後は「あ」「あ」「あ」「あ」と短く切ってお腹から声を出してみてください。これを「単音トレーニング」と言

います。声を出した時に、お腹がへこめば上手くいっています。これを練習することで、しっかりとした声を手に入れることができます。迫力のある声で説得力のある人物像を演出しましょう。

滑舌のトレーニングのコツ

　腹式呼吸の次に手に入れたいのは、滑舌良く話せるようになることです。滑舌が良くなると、あなたの話は一気にわかりやすくなります。滑舌のトレーニングは、まず一音、一音を口の開け方に注意して発声する練習をします。あの口、いの口、うの口、えの口、おの口、それぞれ口の開け方を意識して発声します。以下の「あえいうえおあお」で練習をすると効果的です。

　　　あえいう　えおあお　　かけきく　けこかこ
　　　させしす　せそさそ　　たてちつ　てとたと
　　　なねにぬ　ねのなの　　はへひふ　へほはほ
　　　まめみむ　めもまも　　やえいゆ　えよやよ
　　　られりる　れろらろ　　わえいう　えおわお

　　　がげぎぐ　　げごがご　　ざぜじず　　ぜぞざぞ
　　　だでぢづ　　でどだど　　ばべびぶ　　べぼばぼ
　　　ぱぺぴぷ　　ぺぽぱぽ

　　　きゃきぇききゅ　きぇきょきゃきょ
　　　しゃしぇししゅ　しぇしょしゃしょ
　　　ちゃちぇちちゅ　ちぇちょちゃちょ

　さらに、「あなたの話はわかりやすいねぇ」と言って貰うためのトレーニングは、北原白秋のあいうえおの歌です。

あめんぼ　赤いな　アイウエオ
浮藻に　こえびも　泳いでる

柿の木　栗の木　カキクケコ
きつつき　こつこつ　枯れけやき

ささげに　酢をかけ　サシスセソ
その魚　浅瀬で刺しました

立ちましょ　らっぱで　タチツテト
トテトテタッタと　飛び立った

なめくじ　のろのろ　ナニヌネノ
納戸（なんど）に　ぬめって　なにねばる

鳩ぽっぽ　ほろほろ　ハヒフヘホ
ひなたのお部屋にゃ　笛をふく

まいまい　ねじ巻き　マミムメモ
梅の実　落ちても　見もしまい

焼き栗　ゆで栗　ヤイユエヨ
やまだに　ひのつく　宵の家

らいちょう　寒かろ　ラリルレロ
れんげ咲いたら　るりの鳥

わいわい　わっしょい　ワイウエヲ
植木屋　井戸がえ　お祭りだ
　　　　　　　　（北原白秋　五十音より）

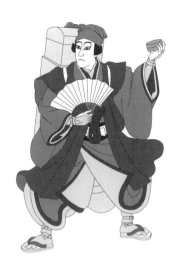

　滑らかに話すための、トレーニングも紹介します。

　私は外郎売(ういろうう)りという、バナナの叩き売りのような原稿で滑らかに話すための練習をしています。外郎売りは享保３年（1718年）二代目市川團十郎によって初演された歌舞伎十八番です。

　曲に例えると全部で５番まであるのですが、後半は早口言葉のような展開になるので、最初の部分だけ練習に使っています。なぜなら売るためのトレーニングでは、最低限のものだけで良いからです。

外郎売

拙者親方と申すは、お立ち会いの中（うち）に、
御存知のお方も御座りましょうが、
御江戸を発って二十里上方（にじゅりかみがた）、
相州（そうしゅう）小田原一色町をお過ぎなされて、
青物町を登りへおいでなさるれば、
欄干橋虎屋藤衛門（らんかんばしとらやとうえもん）、
只今は剃髪（ていはつ）致して、円斎となのりまする。

元朝（がんちょう）より大晦日（おおつごもり）まで、
お手に入れまする此の薬は、
昔ちんの国の唐人、
外郎という人、我が朝（ちょう）へ来たり、
帝（みかど）へ参内（さんだい）の折から、
この薬を深く籠（こ）め置き、用（もち）ゆる時は一粒（いちりゅ

う）ずつ、

冠（かんむり）のすき間より取り出す。

依（よ）ってその名を帝より、とうちんこうと賜る。（たまわる）

即（すなわ）ち文字（もんじ）には、

「頂き（いただき）、透く（すく）、香い（におい）」と書いて

「とうちんこう」と申す。

　小さな積み重ねが、最終的に大きな成果をつかみます。オンライン
が面談の主流になれば、やった人とやっていない人の差が増々広がる
ことでしょう。

コラム④

毎朝の一曲が声を変える

　このようなトレーニングを続けていくと売れる声、信頼される声、相手の Yes を引き出す声を手に入れることができます。続けることが大切です。私はラッキーにも、中学が放送部、高校が放送委員会、大学が明治大学のアナウンス研究会とトレーニングを継続する機会に恵まれベースになる声を手に入れることができました。

　現在は、毎朝シャワーを浴びながら腹式呼吸と滑舌を意識して 1 曲歌う程度で、毎朝長音や単音や外郎売をやっている訳ではありません。歌で練習をする場合の選曲は、日本語のはっきりした歌をお勧めしています。私は、中島みゆきさんの「空と君の間に」と占いですが天地真理さんの「恋する夏の日」が定番です。物真似をする必要はありません一言、一言はっきりと。

　ただ、毎日やっているので研修内で練習の仕方ということで、1 節ご披露すると研修アンケートの印象に残ったことの欄に 「天地真理の完成度がすごかった」などと書いて頂けるので、かなり上手くなっているのだと思います。他にはスピッツさんの歌も日本語が綺麗でお勧めです。こちらも、一切元の歌い方を忘れて歌う必要があります。

　あなたも今日からぜひ 1 曲。「オンライン面談は声が命」です。

「短くわかり易く」が正義

短いセンテンスでテンポ良く話す

　オンライン面談では、「短く・わかりやすく」話すことが大切です。短いセンテンスでテンポ良く話して下さい。

　センテンスとは文のことです。一文がだらだらと長いと、それだけでわかりにくくなります。対面でも「短いセンテンスでテンポ良く話す」ことは重要ですが、オンライン面談になり、さらにその重要性が増しています。オンライン面談は、対面よりも更に短いセンテンスで話す必要があります。わかりやすさは正義です。

親戚のおじさんに自分の製品を説明

　「短く・わかりやすく」伝えようと思っても、MR の皆さんは、添付文書通りに言わなければ、効能と安全性と副作用を偏りなく言わなければガイドライン違反になると、身体が硬直するかもしれません。

親戚のおじさんに説明する練習

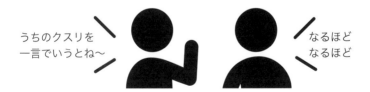

うちのクスリを
一言でいうとね〜

なるほど
なるほど

いったんそこから離れて練習する方法をご紹介しましょう。

　あなたの担当製剤を全くの薬の素人にわかり易く説明する練習をするのです。例えば「親戚のおじさんに説明する」練習です。親戚のおじさんは、薬の素人で難しいことは判りません。そんな人にも、パッとわかるように、あなたは自分の担当製品を1分以内で説明できますか？研修でこれをやると、添付文書の難しい言葉を、頭から平易な言葉に変換しようとして、ほとんどの方が時間切れで終わります。「難治性」を「治療が難しい病気の」などと言い換えていくためですが、皆さんスラスラと言葉がでてきません。

　「自分の会社を一言で」言うと、「自分の担当製品を一言で」言うと、これをパッと言えるか言えないかは、わかりやすく先生に伝える時に有効です。

語りたい気持ちを抑える

　オンライン面談では、「短く・わかりやすく」話すことが成果に大きな影響を与えます。

　私たちは、自信のある良い商品やサービスがあると、つい説明に熱が入ります。製造業の中小企業約30社に対して、合同営業研修を行ったことがあります。この研修では、受講者同士で2人組になって自社の良い点を1分で説明し、終わってから相手の説明がわかり易かったどうかフィードバックをするという演習を行いました。何が起こったと思いますか？

　相手の説明についてのフィードバックをするように伝えているにも関わらず、どのペアも、終わってから相手に自社製品・サービスの補足説明を熱く語っています。どうやら1分では時間が足りなかったようです。笑い話ではなく、本当の話です。業界に関係なく、人は自分の売りたい製品・サービスを語りたいということです。

　ここでの問題点は、短く・わかりやすく語れていないということと、伝えたい気持ちが強すぎるということです。

　相手の気持ちを動かし、Yesをもらいたいのなら、語りたくなる

気持ちを抑え「短く・わかりやすく」です。

　そして、最後に決定をくだすのは先生です。皆さんは、最高のタイミングで、先生の背中を押す一言「先生いかがですか？」「先生は、どのようにお感じなられましたか？」を繰り出してみてください。きっと今までとは違う結果をつかめます。

5. 人が集まったら1分程度の商品紹介を一気に始める（短く印象的な商品紹介）
6. 商品紹介中は、アイコンタクトを忘れない　（顧客の観察）
7. 口と手を同時に動かして、試食数を増やす（マルチタスクをこなして集客率アップ）

　このように、伝える力のポイント中のポイントを押さえて、集まってきたお客様に細かく対応していたのです。また、まだ学生であった当時の私が対話の部分（インタラクティブさ）を強く意識しているのがわかります。

　ちなみに、アボカドの場合のキャッチコピーは、「森のバターアボカド！栄養たっぷり！おいしいですよ！」でした。

　このキャッチコピーを連呼して、ビタミンとミネラルが豊富で栄養価も高いものの、見た目がいまーつで、日本上陸時は苦戦していたアボカドを売りまくりました。

　「売って、売って、売りまくる　『マネキンの掟』」で、実は、最も大切なことは、事前に徹底的に担当商品の売りポイントを考え、自分の中で鉄板トークを事前に考えていることです。お客様のメリットを強調した惹き付けるための呼込みフレーズ10秒〜15秒と商品説明のための1分間トークが必須です。

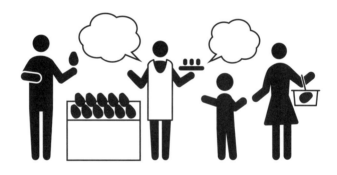

オンライン面談は映えと盛り

自分のプレゼンスを意識

　インスタグラムなどの SNS をやっている若い女性が、良く「映える（ばえる）」とか「盛る」という言葉を使っています。いかに映える写真を公開するか、そのためには、加工ソフトなどで写真を丹念に加工して盛るという作業が必須です。

　オンライン面談では、自分を相手にどう見せるか、自分自身のプレゼンスを意識することが非常に重要です。この映えるか、映えないか？を意識して、少々盛ることを大いに推奨します。

　私はオンラインでの面談や会議、研修などでは必ず早めに入って自分の画面の映り具合を確認します。また、対面の集合研修の際は、いつも白のジャケットを着て登壇するのが定番でしたが、オンライン研修になってから、慌てて赤やピンク、オレンジのジャケットを購入しました。

　なぜなら背景をぼかす、またはバーチャル背景という仮想背景を使うときに、後ろが白系の方が活き活きと見えるのですが、そうすると同系の白ジャケットでは「映えない」ことがわかったからです。印象的に見えるか？見えないか？要は「映えるか？映えないか？」ということを、男女関係なくも気にして欲しいのです。

　また、オンライン面談では、顔出し必須です。「面談の時は、アジェンダを映しながら話していました」ある MR 研修で受講者の方が言った言葉です。「そんなことをしていたら、絶対売れないよ」と思わず本人に言ってしまったほど衝撃的でした。

　どれほど顔出し面談が苦手なのでしょうと。それでなくてもビジュアル情報がオンライン面談では少ないのに、カメラオフであったらビジュアル情報がほとんどありません。相手の様子をつぶさに確認しなければ、勝負になりません。

また、オンライン面談では、パワーポイントなどの画面共有は最小限にしましょう。パワーポイントなどで資材を投影して説明した方が先生にとってはわかりやすい、と思う気持ちもわかりますが、それでは「処方して頂く」というゴールからどんどん遠ざかってしまいます。

　顔出し話を研修ですると必ず言われるのが「先生は、ほぼ画面オフなんです」という言い訳です。私たちの業界の標準は、画面オフと言わんばかりのオーラを感じます。しかし、「先生に『画面をオンにして下さい』とお願いしていますか？」と聞くと、途端に雲行きは怪しくなります。先生に画面オンをお願いする勇気はどうやらない様です。

　画面をオンにして頂かないと先生の反応はわからずクロージングから遠のきます。まず自分から、画面オンにすること。そして、「先生のお顔を拝見しながらぜひお話させて頂きたいのです、差し支えなければ画面をオンにして頂けないでしょうか？」と毎回心からお願いしてみて下さい。もちろん、断られたとしても、自分は画面オンで面談をしましょう。

カメラの位置で結果が変わる

　オンライン面談時に自分がどのくらいの割合で画面に映っているのかも、重要です。よくある失敗はカメラの高さです。MR 研修でも、それまでほとんど画面映りを気にせずに来たことがバレバレの方が、7 割ぐらいはいます。

　天井かエアコンが顔より良く見えていたりします。これはスマートフォンから入っている方に多い失敗です。特に画面に天井の電気が映っている方は、最高に恥ずかしいことですので、すぐに角度修正をする必要があります。

　また、上から見下ろしたような画面映りの方もいらっしゃいます。こちらは、ノートパソコンから入った場合の失敗です。カメラ位置が低すぎるのです。どうしても構造上、ノート PC の場合は、上からカメラを見下ろすようになってしまうので、書籍などを台にして底上げをする必要があります。いまは専用の台も売っています。

MRの方は、車の中から施設訪問の合間に研修に参加することも多いです。この場合も、かなりの確率で車の天井のライトが映っています。特に車内からだと、パソコンが通常より下になるので注意が必要です。また、車からのオンライン面談では、どちらから日が差しているかも注意してください。後ろから日に照らされると顔が逆光で真っ黒になってしまいます。車を止める位置を決める時から商談の成否を気にしてください。光については、車内かどうかに関わらず「正面から」が基本です。

　私は、研修内で様々な指摘を、時には厳しく伝える必要があるために、少しでもやさしく見えるように気持ち目線よりカメラが上です（伏し目がちな演出）。しかし、大切なことを伝える時は、画面にずらっと並んだ受講者の顔は見ずに、逆にカメラをしっかり見てお話をしています。カメラ目線は、とても大切です。オンライン面談は、カメラの位置で結果が変わることもあるのです。

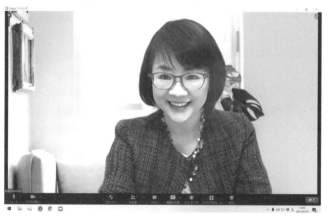

　カメラ目線を意識して、今回の面談ではまっすぐ先生の顔を見た方が誠実に見えるようにしよう、など状況に応じて自分で工夫をしていきましょう。

　面談を有利に進めるために、できることはその他にもたくさんあります。例えば、別アカウントで2台つないで、もう一台で自分の様

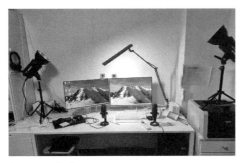

子を見るということ
も、毎回行っています。
私の仕事スペースは、
右のモニターに処理速
度の速いデスクトップ
をつなぎ、左のモニ
ターに別のアカウント
でノートパソコンをつ
ないでいます。

　さらなる工夫として、画面に映る範囲も意識しています。私の愛用
のウェブカメラ、ロジクールのストリームウェブカムでは、オート
モードにすると頭が少し切れるぐらい大きく顔を画面いっぱいに広げ
てきます。おそらくそれが、一般的に推奨される大きさなのだと思い
ます。私はそこまで拡大せず頭の上に隙間を少し残し、写真のような
顔50%身体50%か、顔70%身体30%ぐらいの比率にしています。
相手の注意をひくために、手を映すためです。手を映すには、若干引
き気味のバストアップ状態がベストです。

オンライン面談における顔芸

　オンライン面談において、顔芸はとても重要です。「すべて
120%」と覚えて下さい。いつもの120%を意識しないと、相手に
はっきりと伝わらないのです。口を開けるときは、しっかり「あ・い・
う・え・お」の口の形がわかるように開けることは勿論ですが、特に
大切なのが話終わりの顔です。

　これは、もう絶対に笑顔で終了。口角をしっかりあげて、話終わり
は必ず笑顔です。私の研修の画像をPCでキャプチャすると、どこを
切り取っても笑っているように撮れるはずです。笑いながら話すぐら
いのイメージです。

　「嬉しいです！」「驚きました！」「悲しいです！」「楽しいです！」
喜怒哀楽をすべて120%で全面に出します。

「先生とお話ししていると本当に楽しいです！本日は、貴重なお時間ありがとうございました！」最後に言う「セリフ」と「笑顔」を面談前に鏡の前で練習して下さい。

　人の記憶は曖昧で、最初と最後が記憶に残るそうです。毎回面談の最後に○○薬をぜひよろしくお願いしますと言われるより、どのように先生との良い時間を印象付けるかが大切ではありませんか？○○薬をよろしくと言いたい場合は、そこもぜひ工夫してあらかじめ印象的なスクリプト（台本）を用意して下さい。

「盛れる」機能があれば「盛る」

　冒頭インスタグラムの「映え」と「盛り」のお話をさせて頂きましたが、Zoomなどの一部のオンライン面談ツールには、外見を補正する機能があります。先日も男性ばかりのMR研修で、男性も盛るべきとお伝えしたら皆さんびっくりされていましたが、ぜひやってみるとのことでした。私はZoomですと20％ぐらい盛っています。あまり盛りすぎると「痛い」感じになりますが、男女問わずぜひこのような機能がある場合は使うべきです。

　また、顔の傾ける角度も相手に親しみを感じて頂けるように研究しています。私は、顔を傾けるときは、印象が良く見えるため、左方向

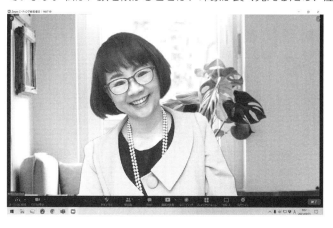

85

と決めています。

　ここは、と言う話では、少し前へ出て顔を大きくしたりします。その場合、真正面だと圧迫感がありすぎるので、私の場合は少し身体を中心からずらしています。もちろん、断定的な発言の時は、ここからカメラ目線になります。

コラム⑥

オンライン面談における手の使い方

　オンライン面談で手を使っている人をまだ見たことがありません。私は結構多用します。人は動いているものを追いかける習性があるそうで、相手の気持ちを惹き付けるためにも手はぜひ使いたいのです。

　手の向きには意味があります。手の平を見せると「オープン」の合図。相手を受け入れるジェスチャーです。手の甲を上にして押さえるようにすると「断定」のジェスチャーです。

　また、オンライン面談では、単に手の平を見せても、対面より画面が狭いので、想定するような印象を与えられない場合もあります。その場合は、「チューリップが咲いた」のようなイメージで柔らかく手を向かい合わせて話したりします。要は画面に動きを付けて、相手の注意を惹くための工夫が必要なのです。

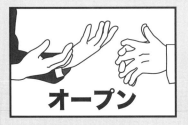

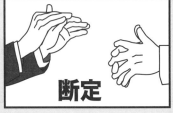

インタラクティブさを演出

「インタラクティブ」な対話とは？

　相手の心を動かすためには、インタラクティブな対話が不可欠です。インタラクティブとは日本語で言うと「双方向」です。どちらかが一方的に話すのではなく、やり取りをしながら、話が盛り上る状態をイメージして下さい。オンライン面談では、このインタラクティブさを演出することがとても大切です。

　相手を受けとめて相手にとって「心地の良い」インタラクティブな対話を生み出すために、インタラクティブさを「演出」しましょう。「今日はたまたま盛り上がった」ではなく、戦略的にインタラクティブさを演出するのです。

　インタラクティブさを演出するためには、ミュートという音を消す機能をできるだけ使わずに、途中で相槌を打つのが即効性もあり効果的です。もちろん、そのためには、静かな環境でのオンライン面談が必須です。

　もうひとつ効果的なインタラクティブさの演出は、「話しかけるように話すこと」です。相手と話しているのに、話かけるように話すとは、なぞなぞのようですよね。常に自分の話の末尾に「いかがですか？」という言葉がついているようなイメージで、「語りかける」ことです。

　通信販売大手のジャパネットたかたの創業者である、髙田明さんは、生放送で何万人の人がテレビの向こうにいるような時でも、この人にこの商品を届けたいと思った人をイメージして、（たとえばシニア世代の男性など）その人に向けて「語る」と言っています。

　髙田明さんのテレビショッピングを見ていると、「あっ、お値段気になりますね」、「今、『むずかしいかな』と思いませんでしたか？」などと言うフレーズで、本当に話しかけられているような気持ちになります。テレビショッピングのような、完全な一方通行の状態でも、

まるでやり取りをしているような演出になっているのです。

　オンライン面談ですと、ミュート機能のためにインタラクティブさがどうしても弱くなり、順番に話すという状況が作られがちです。しかし、やり取りをするということが重要です。常に相手との対話を意識して面談を行うことが高い成果につながります。

　皆さんも、先生と話す時にぜひ試してみて下さい。1対1の場合は、先生にミュートなしをお願いしてみて下さい。医局などで騒がしい場合など難しい場合もありますが、先生の「あっ」とか「おっ」とかの反応をしっかり拾うことができます。

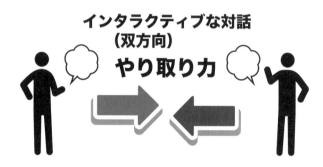

90/20/8の法則がオンラインで変わる

　インタラクティブな面談を演出したい時に、注意すると効果的なことがあります。一方的に話をしても相手の集中を維持できる時間についてです。

　研修トレーナーを育成する仕事で世界的に有名なボブ・パイクという人が提唱している『90/20/8の法則』というものがあります。

・90（Understanding）
「理解しながら話を聞ける」のは90分が限界
・20（Retention）
「記憶しながら話を聞ける」のは20分が限界
・8（Involvement）

「飽きずに集中して話を聞ける」のは 8 分が限界

「講師・インストラクターハンドブック」（日本能率協会マネジメントセンター）という日本語の本もあります。

　私の場合も、対面で行う研修では、8 分に一度は受講者の方に話かけ、20 分を 1 区切りで研修モジュールを設計し、90 分に 1 度は休憩を入れるように研修設計をしています。

　しかしながら、この数字は対面での研修の場合です。この対面での研修設計を、そのままオンライン研修で展開できません。オンライン研修を何度も実施してみて、オンラインでは『90/20/8』が短くなると感じました。現在は私が提供するオンライン研修は、8 分ではなく 5 分に 1 度必ず受講者の方に話しかけ、研修モジュールは 20 分で 1 区切りではなく 15 分で 1 区切りに、休憩は 9 0 分ではなく 6 0 分で 1 度取るように変更しました。

Real
90 分　20 分　8 分

Online
60 分　15 分　5 分

この数字は、研修という場であることが前提ですので、そのまま皆さんの面談で使うことはできませんが、皆さんがオンライン面談で気を付けることは、5 分以上一方的に話したらアウトという所です。5 分で「先生いかがですか？」などと話しかけ、少なくとも 15 分単位で「ところで先生・・・」と話を展開して下さい。実際の先生との面談は 15 分から最大でも 30 分が多いようなので、この数字を参考に、自分自身で最適な投げかけポイント、話題転換ポイントを計画して下さい。

　5 分に一度の先生とのやり取りは、短くても構いません。私も「○○さん、大きくうなずいて頂き、ありがとうございます。お心あたりございますか？」などと話しかけて、頷いて頂けたら次に進んでいます。ここで大切なのは、全部 5 分おきに相手のミュート解除を待っ

ていると時間がなくなるので、アイコンタクトや頷きで反応を確認して進めています。

　軽くで構わないので、5分に一度小さなやり取りを心がけるだけで、オンライン面談はダレずに、進行します。さらに、ミュートを解除したまま商談が進んでいると、かなりインタラクティブな会話が成立します。

　このように、オンライン面談では、工夫するポイントがたくさんあります。もちろん、先生の性格や話の内容などの場面によって、常にこの方法があてはまるとは、限りません。ぜひ状況に応じて皆さんも「工夫」をしてみてください。

サマリーメールで印象アップ

効果的なメールの条件

　ここまで、オンライン面談と対面での面談の違いを紹介しました。相手に自分を印象づける、相手の心を動かすという意味で、残念ながら、やはりオンラインでの面談効果は、対面の面談に劣ります。私たちは、その欠点を補う必要があります。

　対面の方が、効果が高いということを調べた人がいます。バネッサ・K・ボーンズという人です。

　45人の参加者に、見知らぬ450人（1人の参加者当たり10人）に声をかけ、簡単なアンケートに協力して欲しいと頼む実験です。参加者の半分はメールで、残りの半分は対面でお願いしました。結果は、アンケートに協力してもらえる確率は、対面の方が34倍だったのです。（2017年06月26日 Harvard Business Review 何かを依頼したときの成功率は対面がメールの34倍だった）

　このデータを見て、「だからコロナ禍が収まって対面が復活すれば良いのに」と愚痴をこぼすか、そういう事なら、工夫してその状態を突破しようと思うかは、皆さん次第です。私は、オンライン面談の場

合は、対面の面談より不足してしまう私自身の印象をアップさせるために、必ず終了後に「サマリー（要約）メール」を送っています。

　では、そのような場合の、効果的なメールの条件とは何でしょうか？私の場合、メールを書く時のポイントは以下の通りです。

サマリーメールを書くポイント

1. 当日に必ず送る（目的は印象の定着ですので、すばやく）
2. メールの長さは1スクロール（長いと読んでもらえません）
3. サブジェクトが目立つ工夫する（御礼などというのはダメ）
4. 相手の使った言葉を必ず使う（おにぎり・おむすび作戦）
5. 相手の輝く未来を見せる展開で作る（輝く未来作戦）
6. どのように行動して欲しいのかを示す
7. 最後にパーソナル・タッチ（個人的なこと）を忘れない

本当にあった怖い話

　ここで、本当にあった怖い話を紹介します。みなさんと同じMRの方のリアルな事例です。

　研修で必要なために、研修参加者の「先生へのメールの返信の文面」を確認することがあります。ご本人の許可を頂いたので、ご紹介します。サマリーメールとして、先生に出したもので、サマリーメールらしく、一応箇条書きになっています。

本日はご面会の機会を頂きありがとうございました。
先生とお話させて頂いた内容は、以下の通りです。
1 ご挨拶（私、営業部○○と上司の○○）
2 弊社のご案内
3 弊社○○薬のご案内
お話した内容以外でご質問やご指摘・ご要望等ございましたらご連絡頂けますと幸いです。また○○月にご面談のお時間を再度頂ければ幸いでございます。

このメールの場合は、リモートで先生とやり取りができる IT ツールを使っているため、字数制限があるのですが、本当にこのままです。「弊社のご案内」と書かれていますが、この後、自社の案内が一言で表現されているのでもなく、このままなのです。サマリーメールのつもりのようですが、サマリーメールになっていません。

　いかがですか皆さん、「人のふりみて我がふり直せ」です。尚、この方は決してダメな MR ではなく、トップクラスの成績をあげている MR です。

なぜメールは上手く書けないのか？

　他業種営業であれば、自分を印象づけるメールの返信は、かなりこだわる部分です。このような残念な状況になる理由を、長年 MR 教育にたずさわってこれた方に伺ってみたところ、「この手の事例は、山ほどあるだろう」とのことでした。理由としては、「日報に書くサマリーの内容が、『このようなもの』であるので、おそらく習慣的に、これがサマリーだと、信じているのではないか」とのことでした。皆さん、同じサマリーという言葉ですが、日報に書くサマリーとメールのサマリーは目的が違います。

　これまであまり使ってこなかった、慣れないメールでのやり取りとなりますが、短い言葉でも、オンライン面談の印象をアップせるために、工夫をし、相手の気持ちに触れるようにしましょう。

　MR 研修で関わった皆さんの特徴は、他にも丁寧すぎるという傾向があります。これについては、後述しますが、丁寧と冗長は違います。単刀直入に先生に取って欲しい次の行動を明記しましょう。

丁寧 ≠ 冗長
✉ ダメなメールの例

- 無意味な時候の挨拶メール
- 面談を依頼するメールの前のお礼のみのメール
- 先生にどのように動いて欲しいのか判らないメール

単刀直入
ズバッと！
次に先生に取って欲しい行動を明確に！

テンプレート対応は逆効果

　また、私の関わった MR の皆さんですと、特にこのような IT ツール経由での先生とのやり取りになると、文字制限もあるためにテンプレート（定型の文）を作って対応している方が目立ちます。「返信ありがとうございます。引き続きコンテンツを配信しますのでご覧ください」「ありがとうスタンプを押して下さり、ありがとうございます。先生からのスタンプが励みになっています」のようなものです。

　このようなツールの場合、ターゲットでない先生の場合もあることと思いますので、一概には言えませんが、テンプレート返信は、全く意味がありません。心がこもっていないメールは、逆効果です。

オンライン面談力の掟　その⑦

オンライン環境整備に投資

オンライン面談の環境整備

　もう皆さんもお気づきかと思いますが、新型コロナウィルス終息後も、オンラインでの面談へ移行した流れは変わることはありません。MR という仕事だけでなく、すべての営業職が、今後継続的に成功していくためには、オンラインのやり取りは避けて通ることはできません。ぜひ自己投資だと思って、整備にある程度お金をかけて下さい。まず最低限の設定は以下の 2 点です。

　【通信環境】光回線・Wi-Fi などの整備

　【機材】カメラ・ヘッドセット・マイク付きイヤホン・照明

　通信回線は、自宅の通信環境もぜひ光回線を導入しましょう。オンライン面談は、通信速度が命です。遅延や「かくかく」、画像や音声の乱れがあっては、せっかくの面談も台無しです。私も IT 音痴のために最初は、100G 使えるポケット Wi-Fi で十分と思いましたが、大切なのは使える容量ではなく速度です。

これは、契約している所や住んでいる地域によっても変わってきますが、私のオフィスは光回線が 400 〜 500Mbps、ポケット Wi-Fi が 70 〜 80Mbps 前後です。

　オンライン面談やオンライン研修の際は、光回線を PC に有線で接続して使用しています。Wi-Fi を飛ばすこともできますが、有線の方がより安定するためです。速度は一般的に 30Mbps あれば動画視聴も可と言われますが、複数人数をつないでの会議の場合などを考えると最低でも実測値で 60Mbps 以上、私の場合は、100Mbps はないと、不安です。先生との面談の場合は、30Mbps 前後を確保し、勉強会など人数の多い場合も想定するのであれば、さらに質の高いインターネット回線を、確保することをお勧めします。インターネット上には、Fast.com など速度測定を無料できるサイトがありますので、ぜひご自身の環境の通信速度をチェックしてみて下さい。

　私の場合は、オンライン研修用に、パソコン、カメラ、ライト、マイク、スピーカーとすべて 2 つずつ用意して、さらに回線ダウンに備えてポケット Wi-Fi でも、つなげるようにしています。停電になったとき、ルーターの電源が落ちると光回線が使えなくなるからです。

　また、2 台目のパソコンは、別のアカウントでつないでいるということを前述しましたが、相手からどのように見えているのかを、常に確認しています。よくオンラインでの会議や面談で「資料映っていますか？」と言うことを投げかけられますが、あれも時間の無駄です。2 台つないでいれば、資料を共有した際に、横の PC で映ったことを確認して、すぐに話始めることができて効率的です。

オンライン面談のお勧め備品

　音響関連は、最低でもヘッド・セットかマイク付きイヤホンを用意しましょう。何度でも言いますが「オンライン面談は声が命」オンライン面談における「声」のインパクトは絶大です。スピーカーには凝る必要はありませんが、マイクはできるだけ良いものを使うことをお勧めします。私は片側からしか音を拾わない単一指向性のコンデン

サーマイクというものを使っています。単一指向性ですと、マイクの後ろでキーボードを叩いても大丈夫です。こちらは、15,000円前後で購入可能です。(Blue Microphones Yeti Nano USB コンデンサー マイク)

Web カメラも PC 付属のものでなく、別途購入することをお勧めします。次々と良い商品が出ますので、おそらくお勧めを書いてもすぐに陳腐化すると思いますが、私は 18,000円ぐらいのカメラを使っています。(ロジクール ウェブカメラ フルストリーミング ウェブカム)カメラを買うときのポイントは解像度の高いものを選び、画角の広すぎないものを選ぶことです。バーチャル背景の使えないオンライン面談ツールの場合、画角が広すぎると、見せたくないものまで、全部映ってしまいます。

カメラとマイクに加えてお勧めの機材は、ライトです。最初は女優ライトのようなものを使っていましたが、現在はプロ仕様のかなり大型のライトを使っています。(Godox SL60W) 逆光で顔が黒くしか見えない方を良くお見かけしますが、本当にもったいないと思います。

もう１つ秘密をお伝えしておくと、パソコンにオンライン面談やオンライン研修の際に相手の顔が良く見えるように 24インチ程度のモニターを接続しています。このモニターは、カメラ目線に容易にセットできるように、高さを簡単に変えることのできるものを購入しています。オンライン面談の時は高さを下げて目線をカメラに合わせるのです。(EIZO Flex Scan)

IT スキルに自信のあるかたは、手持ちのコンデジ(コンパクトデジタルカメラ)があれば、機能を確認してみてください。HDMI 出力可能、かつ、画面にカメラの情報が映らないように、HDMI スルー(HDMI クリーン出力)という機能が有効になるカメラであれば、オンライン面談でも使用可能です。コンデジをオンライン面談に使うと、ぼかしも効いて更に綺麗に映ります。

接続や回線の問題など、オンライン面談で IT トラブルをゼロにすることは難しく、トラブル発生時は、IT スキルが必要になります。

そのため、できるだけ失敗のないように、接続は、できるだけシンプルにすることを心掛けています。

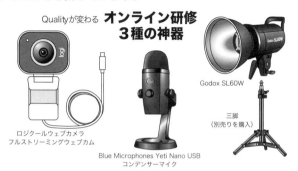

Qualityが変わる **オンライン研修 3種の神器**

ロジクールウェブカメラ
フルストリーミングウェブカム

Blue Microphones Yeti Nano USB
コンデンサーマイク

Godox SL60W

三脚
（別売りを購入）

タブレットでの面談のコツ

　会社からオンライン面談用に、タブレット端末を支給されている方もいらっしゃることでしょう。タブレットについては、カメラもそれなりに高性能でマイク付きイヤホンをつなぐとかなりのレベルの環境を簡単に作ることができます。ただ、1つ気を付けたいのが画面共有です。タブレットで画面を共有してしまうと、相手の顔や様子が見ることができません。私のお勧めは、タブレットの場合でも、PCと2台つなぐことです。2台を別のアカウントでつなぐと1つ落ちても（つながらない状態になっても）大丈夫です。特に人数の多い勉強会や説明会では必ず別アカウントで2台つなぐことをお勧めします。　私は先にも書いたようにIT音痴ですが、お客様のためなら、神は細部に宿るなどとつぶやきながら、できることは全部やります。お金で解決できることは、投資を怠りません。昭和の時代の営業が大切な商談の前に靴をピカピカに磨さ、鏡を見て身だしなみを整えることで武装したように、今の時代の営業はオンライン・ツールで完全武装すべきです。会社支給品の中で考えずに、今後を見越して自己投資をすることは、大きな成果でその投資を回収することができるのです。

還暦上等、年齢を言い訳にしないこと

　私は、2020 年 5 月からオンライン研修を始めました。始めてからまだこの原稿執筆時では 1 年未満ですが、他業種と合わせて既に約 140 本のオンライン研修の実績があります。

　最初に書くと皆さんが「こんなやつに教えてもらいたくない」と思われると困るので、あまり詳しく書かなかったのですが、オンライン研修を始めた年齢は 60 歳という、新しいことに挑戦するには少々遅い年齢。さらに激しい IT 音痴というかなり厳しい状況でのスタートでした。一度などは「e ディテールのコツ」という講演で、機材トラブルで画面が映らず、アンケートに「講師の人こそ、もう少し勉強すべき」と指摘されたことも。

　皆さんに伝えたいことは、私の実績自慢ではなく、このような年齢でも、IT 音痴でもできるものを、皆さんができない訳がないということです。

　もし、ある程度年齢を重ねた MR の方で、IT 化は若者に任せて……とお考えの方がいらっしゃるなら、それは甘えです。断固としてやるべき、工夫を重ねるべきです。……と研修ではいつも激を飛ばしています。

　研修と異なり、あまり生意気なことを言って書籍を閉じられてしまうと、もったいないので、このくらいにしておきますが、成果をあげるために、ぜひできることをすべてやってみて下さい。オンラインでの仕事の仕方については、まだまだ情報も少なく頑張れば誰でもアドバンテージを取れる状況です。この際、完全リモートの MR に、自ら手を上げて挑戦して頂いても良いくらいです。そうすれば、全国の施設があなたのお客様になります。

　還暦上等、これからは人生 100 年時代、リモート MR なら幾つになっても働けます。だから、私には、シワを飛ばすためにライトも2つ必要なのです。

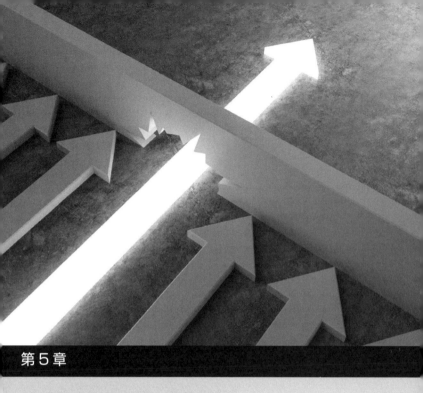

第5章

訪問規制の突破法

～アポ取りの達人～

アポ取りの達人になる

どのように訪問規制をくぐり抜け、オンラインにせよ、対面にせよ先生と面談を成立させるかということは、MRの大きな課題です。今後は、さらに厳しく「事前のアポを取るように」と、先生からも求められることが多くなるのは自明です。メールでアポを取るのが効率的ではありますが、そのメールも読んでもらえないと限界を感じているMRも多いようです。

先生との面談をメールで取ろうとメールに候補日をいくつか提示。そのメールは無視され、先生に提示してしまった日時に他の予定を入れるわけにもいかず、スケジュール表には、候補日の仮のブロックだけが残るという状態です。

このような状況を打破したいので、「とにかく電話でのアポ取りのスキルを教えて下さい」と言われたときは、「生死に関わるお忙しい仕事をしている先生にお電話して大丈夫なのですか?」と感じ、こちらとしては恐る恐る、他業種で実施している「アポ取りの達人」と言う研修をMR向けにさらにカスタマイズをして、これまで数回実施させて頂きました。

このアポ取り研修は、ものすごい反響を呼び感謝の嵐でした。それほど皆さん訪問規制の突破に課題をお持ちなのです。ちなみに他業種では、アポ取りは、営業の基本でごくごく普通のスキルです。

アポ取りと言うのは、アポイントメント(面談の約束)を取ることです。電話でアポを取ることをアポ電と言ったりします。ここでは、主に電話のアポ取りについてお話します。現在は、対面での面談がコロナ禍で制限されているため、オンライン面談のアポを取るということになります。そもそもアポが取れないから同じお客様の所を繰り返し訪問するという行動は、一般的にダメ営業職によく見られる行動です。この章を読んで、先生のご負担にならない時間に、どんどん新規施設のアポを取って新規処方を頂いて下さい。

僅か１％のアポ取得率

飛び込みアポというものがあります。全く面識のない会社に電話を
して面談の約束を取り付けることです。飛び込みでアポを取る仕事は、
断られるのが仕事のような所もあり、本当に気持ちが折れます。営業
の仕事の中でも、飛び込み訪問と並び最も辛い分野です。

そのため、テレアポを専門業者に外注している会社もあるくらいで
す。そして全く面識のない所にかけるテレアポでの面談取得率は１％
未満。現在は更に下がって 0.5％未満というデータもあるほどです。

研修である MR の方が「こんなに断られる経験は、初めてです」
と言っていました。これまで、施設は訪問するもので、電話をする所
ではなかった皆さんにとっては、他の業界の営業職よりも衝撃的に辛
いことかも知れません。しかし、この飛び込みアポは、実は、営業職
としての能力を飛躍的にアップしてくれる最高のトレーニングなので
す。

私は、前職時代、売れている時でも月に１日は必ず「アポ取りの日」
を作って１日電話をすることにしていました。自分の営業としての
実力を維持するためです。飛び込みのテレアポは、あらゆるトークス
キルを総動員してその目的を達成するため、自分の営業力強化にもっ
てこいなのです。

全くの新規の所にかけていたので、当然ながら最初は全くアポは取
れませんでした。しかし色々工夫をすることで、どんどん獲得率がアッ
プして行きました。最高は 70 件電話をして 21 件の面談獲得、つま
りアポの獲得率は 30％です。このリストは、イベントに興味がある
と回答してくれたお客様ですが、全く面識のない企業です。では、１％
を 30％にする秘密とは何でしょうか？

アポ取りの掟　その①

ビジュアル化で成功率アップ

　アポ取りの達人になるために、大切な掟は、4つです。

　1つ目の掟は、電話の向こうの相手を徹底的にビジュアル化することです。相手の体温を感じるくらい、相手をイメージして下さい。アポをどうしても取りたい先生の写真がインターネット上にあれば、それを見ながら電話をかけて下さい。具体的にイメージするとなぜ結果が出るのかは、私にも明確にわかりませんが、このやり方に変えただけで、アポ取得率が数字で伸びていきました。どうしても会いたい先生や調剤部長を、目の前でビジュアル化するのです。そうすれば、バーチャルとは言え、自分の目の前にいるのですから電話に向ってお辞儀もするし、自分の笑顔も弾けます。

アポ取りの掟　その②

一点集中で突破

　2つめ目の掟は、アポ取りに集中することです。詳しい説明は一切しないで、面談の日時を決めることに集中して下さい。ここで先生との話が少し楽しい雰囲気になると、つい嬉しくなって、話の中味を言いたくなります。ちょっとジャブでも打って先生のご反応を聞いておこう、と思うのかも知れません。でも、それ無駄です。

　それは、あなたの話をわかりにくくするだけですし、また、人に会う大切さは、そのクロージング率にも影響するためです。クロージングに至る確率は、以下のような順序で、左から右へ行くほど下がっていきます。

対面での面談＞オンライン面談＞電話＞メール

電話より顔を見て話せるオンライン面談の方が、相手の映像情報が増える分、クロージングの確率が上がります。第4章までにご説明したことが身につけば、オンラインであっても対面での面談と近いことができるようになります。

　私の場合、電話で依頼の要件は言わないようにしています。そのかわり、電話でオンライン面談のアポが取れたら、最後に一言、相手に個人的なことに少しだけ触れる、パーソナル・タッチの会話を投げて終了にします。もし、相手が時間的にも精神的にも余裕があり、まだ話したいと感じているならば、そのパーソナル・タッチの会話が広がって、短期間により深い親しみを感じる関係性を構築することが可能です。

アポ取りの掟　その③
アポ取りスクリプト作成

　3つ目の掟は、スクリプト（台本）作りです。

　アポ取りは、「怖い」と言う方が多いです。怖いというのは、どのようにしたら良いのかがわからないから怖いのです。これは、簡単に解決できます。アポ取りスクリプト（台本）を作れば良いのです。何をどう言えば良いのかわかれば、それを相手に言うだけです。アポが取れなくても、今回はご縁が無かったというだけで、またかけ直せば良いのです。

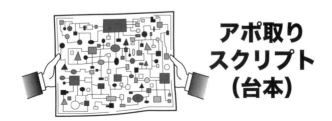

アポ取り
スクリプト
（台本）

アポ取りスクリプトの作り方

効果的なスクリプトの作り方を紹介します。会ってみたい、会ってみようかと思わせるスクリプトとは、どのようなものでしょうか？それは、「私と話さなければ損をする」ということが伝わるように作ることです。

アポ取りスクリプトの骨子は、以下の通りです。

1. 自社を一言で紹介
2. 相手にとってのメリットをズバリと言う
3. 売込みではないアポ依頼
4. その日にいるか、いないかを聞く

自社を一言で紹介、これは皆さんの場合「"この薬があってよかった"の○○製薬です」と言うように、自社のコーポレートスローガンを頭につけても良いですし、あなたが推している製品名でも良いです。ただし、一般名がやたらと長い薬ですとわかりにくさ倍増ですので、注意して下さい。

相手のメリット、ここは考えどころです。あなたと会うことで得られる先生のメリットを入れて下さい。

そして売込みでないアポの依頼です。「ぜひこちらをお使い頂きたいのです」とぐいぐい来る営業を皆さんも、鬱陶しいと思われるでしょう。先生も同じです。

ここはボキャブラリーを総動員して「先生の処方の選択肢を広げて頂くためにも」「この分野がご専門の先生にぜひご意見を伺いたいので」と第3章のクッション言葉の所でご紹介した例を参考にご自身で作って見て下さい。

アポ取りフレーズ例

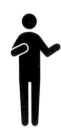

こんにちは、〇〇領域で患者さんに貢献する〇〇製薬の〇〇です。　**会社を一言で紹介**

世界〇〇ケ国以上で販売しております新薬、〇〇〇が発売となりました。〇〇病の治療選択肢を広げて頂ける製剤です。　**相手のメリット**

〇〇病の患者様の治療をサポートさせて頂く為にも、この領域のご専門である〇〇先生のご意見を伺いたいのですが。　**売り込みじゃないアポ**

来週火曜日の午後、もしくは水曜日の午後はいらっしゃいますか？　**居るか居ないか聞く？2つから選ぶ**

　最後の日程の設定については、コツがあります。たとえば「来週の火曜日は、いらっしゃいますか？」と言う聞き方で「いるか」「いないか」を聞いて下さい。「いるか」「いないか」を聞かれると、不思議なもので、「いる」か「いないか」を答えてもらえますが、「お伺いしてよろしいですか？」と聞かれた時と、「いらっしゃいますか？」と聞かれた時では、アポの取れる確率が変わるのです。「いつがご都合よろしいですか？」は最悪です。

　即時に判断できないような情報を入れずに、単純な2択にしてしまうことがポイントです。このような工夫を積上げていくことで、アポの獲得率を1％から30％に変えていくのは、逆に楽しいと思いませんか？

人が思わず承諾してしまう6つの要素

　人が影響を受ける時の判断基準をアメリカの社会心理学者ロバート・B・チャルディーニという人が「影響力の武器」（誠信書房）という本の中で解き明かしています。

人が思わず承諾してしまう6つの要素、というものを以下にご紹介します。アポ取りスクリプトに、ぜひこの要素を反映して下さい。また、先生との面談でも、使ってみてください。その場合、偶然言ったら先生に響いたというのではなく、成果に確実につながるように狙って言いましょう。

　1. 返報性　何かを貰うとお返しをしたくなる
　2. 一貫性　自分の言ったことは変えたくない
　3. 社会的証明　世の中の当たり前は正しい
　4. 好意　自分に好意を持っている人からの頼み事は断りにくい
　5. 権威　○大学の○○先生が・・・と権威を示されると納得する
　6. 希少性　「あとひとつですよ！」でつい買いたくなる

返報性

　何かを貰うと無意識にお返ししなくては、という感情が働きます。相手に借りがあるという気持ちは、意思決定に影響を与えてしまうのです。私たちは「恩知らず」な人間にはなりたくないのです。禁止されている接待や販促グッズ以外にも、先生が必要とする情報をタイムリーに提供するなど、先生に「貸し」を作ると返報性の法則が作動します。

一貫性

　自分が一度した決定を人は変えたくありません。自分の「言葉」や「態度」を一貫性のあるものにしたいと思い、自分を一貫性がある人間だと思われたいのです。特に営業職が着目すべきは「言葉」の部分です。第3章で「おにぎりとおむすび」の話をしました。「先ほど、○○とおっしゃいましたけど、まさにそこが・・・・」というように、相手が一度口に出した言葉を入れる話し方に効果があるのは一貫性の法則のためです。お客様が「おむすび」と言ったら「おにぎり」と言わず「おむすび」を使うのは、実は、この一貫性の法則を作動させ、相手に心

地よさを感じてもらうためです。

社会的証明

　私たちは、他人が何を正しいと考えているかに基づいて、正しいかどうかを判断してしまうという性質があります。そのため、世の中で知られている、「当たり前」になっている事実があると判断に合理性があると思い込み、正しく見えるのです。「なんの根拠のないのに「皆さんもう使われています」と言われるだけでも、心が動いてしまった経験はありませんか？

　皆さんの会社に関しても世の中に公開されている情報で、誇れるものはありませんか？もちろん業界〇位などでも良いのですが、ちょっとブレークダウンした話題にも、世の中ですでに認められている社会的証明を入れ込むのがポイントです。「手前味噌ではございますが、弊社〇〇領域では世界〇位でございますので」「ご承知の通り弊社の〇〇の研究開発費は〇〇と業界でも群を抜いておりますので」これだけは、という点を探してみて下さい。

好意

　「仲良しの〇〇さんの頼みだから断りにくい」これが好意の心理です。好きな相手の依頼は断りにくい、欲しいものだから、必要なものだから買うと言うよりも、その営業が好きだから買いたいという気持ちの方が上回るということです。

　皆さんも、買うつもりがなかったのに、説明してくれた店員さんがとても親近感を持てる人だったために、思わず買ってしまった経験はありませんか？その時のことを思い出してみてください。

　私は、商談の場面で、相手に好きになってもらうためにまずは自分から「私はあなたが好きだ」ということを明確に示すようにしています。お世辞を言うことも好意を得るためのひとつの手段です。第４章のオンライン面談の終了時に、「先生とお話ししていると本当に楽しいです！」とあなたが好きですという言うセリフを用意しましょう、

とお伝えしましたが、これも「好意」の法則を発動させるためです。

権威

東大の○○先生が、京大の○○教授が、権威ある方がこう言いました、というフレーズは、思いのほか効果的です。皆さんが持ち歩く資材の中にも、このようなフレーズは多用されているのではないでしょうか？

権威はもっと小さなレベルでも作動します。営業所長や支店長に同行してもらうと、肩書という権威が手に入ります。営業の場面では、逆に権威を刺激するという使い方もします。「先生、あの有名な○○学会で発表されたのですよね！」「この領域のトップランナーである先生のご意見をぜひ伺いたく」というような使い方です。

また、先にご紹介した社会的証明と権威を組みあわせて、ちなみに、相手の先生と同じ大学の「○○先生がこうおっしゃっていたのですが」というフレーズも、現場では非常に有効に作用します。

希少性

「あと１つですよ」と言われて夕方のスーパーで思わず30％オフの総菜を買ってしまうのは、私だけでしょうか？別にそれが食べたかった訳でもなかったのに。希少性とは珍しい宝石やプレミアムグッズなどだけでなく、日常生活の中にもたくさん転がっています。営業の場面においては、私自身は、あまりこの希少性の法則を使いませんが、講演会や勉強会などにお誘いする際「お席が残りあと２つ」ですなどと連絡すると効果があるかもしれません。

では、これらの学びを活かして、皆さんのアポ取りフレーズの基本型を作ってみましょう。これを完成させれば、電話をかけることが怖くなくなります。

私のフレーズ

こんにちは。株式会社〇〇の〇〇です。

会社を一言で

....

相手のメリット

....

....

売り込みじゃないアポの強調／情報収集・ご意見を頂く

....

....

居るか居ないか？2つの日程から選んで頂く

....

おにぎり・おむすびでカスタマイズ

　新規の施設ではなく、これまでコンタクトを取ったことのある先生へのアポ取りの場合、「基本のスクリプト」をカスタマイズします。個別の先生の情報を入れ込むと、更にアポの取れる確率がアップするためです。

　その先生が常日頃、安全を重視されるのか、有効性を重視されるのか、どのような臨床例にご興味を持たれるのか、どのような研究データを必要とされているのか、どのような患者さんをかかえていらっしゃるのか？それによってスクリプトを変えていきます。

　・「先生が以前興味を持たれていた臨床事例の〇〇が……」
　・「先生が前回お話しされた患者さんに近いケースの〇〇を」

　ここでも、効果的に先生の気持ちを動かすには、一貫性の法則を作動させる「おにぎりとおむすび作戦」が効果的です。先生が良く使う言葉、または以前の面談で使った言葉を、アポ取りスクリプトに仕込みましょう。

A　NGパターン

　弊社の〇〇の症例で新しいものをご紹介できるので

B OK パターン

前回先生の患者さんが「XXXXX」だとおっしゃっておられましたが、まさに今回のその「XXXX」の症例を今回ご覧頂きたいのです。

このように、相手の承諾を得やすくするため、一貫性の法則を作動させて下さい。

2度目以降のアポ取りスクリプト作成時に先生との面談場面で、「自社製品のことばかり話していたので、先生の言った言葉は覚えていない」というMRの方は、問題です。相手の情報が不足しているため、次々とアポを取り続ける「仕込みの要素」が不足していることになります。2度目のアポが楽に取れるかどうかの勝負は、初回面談の時から始まっています。

ダメMRのアポ取りスクリプト

MR向け研修では、このアポ取りスクリプトの指導もしています。多くのMRの作ったアポ取りスクリプトを見ているうちに、わかってきたことがあります。大きなポイントを2つ解説します。

1. 使う言葉が難解

できあがったスクリプトを見てわかりやすいかどうかをもう一度チェックしてみて下さい。研修内でMRの皆さんの完成スクリプトを見ていると、いかに添付文書から逸脱しないで話すかということに普段から注力されているかが、垣間見えます。「誤解のないよう」に、細心の注意を払っているようにも見えます。

しかし、アポ取りスクリプトにおいては、それでは難解過ぎてわかりません。アポ取りスクリプトは、皆さんの製品を添付文書の短縮版で説明するものではありません。皆さんの製品や皆さんの取り組んでいる活動を一言で先生に伝えて、興味を持って頂くことが目的です。

2. へりくだり過ぎ（二重敬語の場合も）

メールのところでもお伝えしましたが、丁寧と冗長は違います。皆さんの作るスクリプトは、一文（センテンス）が長くなる傾向にあります。本人は丁寧に言おうと作ったつもりでも、客観的にみるとそれは冗長でわかりにくいスクリプトになっています。

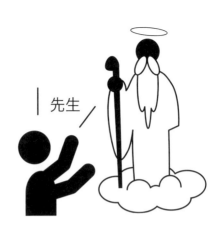

先生

また、これは、アポ取りスクリプトに限らず、ＭＲ研修の中でも感じることですが、先生を尊敬することは、素晴らしいこととはいえ、「先生＝神様」意識が強すぎです。普通に考えたら「へりくだり過ぎでは？」と思うことがしばしばです。特にこの「失礼にならないよう」にという部分は、他業種の営業より強烈な印象をこれまでの研修の中で感じています。

そのような意味では、皆さんの業界は特殊です。敬語の使い方も、「二重敬語では？」と思わず首をかしげるようなものが、頻出します。

二重敬語なら指摘すればいいのですが、すでに社内用語のように定着してしまい、誰も異論を唱えないような言い方が、まかり通っている場合もあります。

例えば、ある製薬会社では、先生に何かを見せる際に１００％「お示しする」という言い方をします。はじめて聞いた時は、「おしめ？」という音から、赤ちゃんの……という想像しかできませんでした。今では、その言い方を聞いただけで、○○薬品さんでしょうと当てることができる程です。普通に「こちらを、ご覧ください」で良いと思います。

ちなみに、闇雲に「お」をつければ丁寧になると思うのは間違いで

す。「お」を付ければ丁寧だと思うのであれば、たとえば夜のお店で女性に「おビールのむぅ？」と頭に「お」をつけて聞かれるのと、「ビールお飲みになりますか？」と聞かれるでは、どちらが上品でしょうか？私は、相当な店のランクの違いを感じます。

研修アンケートにも「MR経験が長いので気づかないうちに先生に忖度していることに気づいた」というコメントがありましたが、そこから一度離れないと、効果的なアポ取りスクリプトはできません。

アポ取りの掟　その④
受付ブロック対策

アポ取りの掟の最後は、受付ブロック対策をするということです。皆さんにも心当たりがあると思いますが、総合受付や医局、先生の秘書の方にブロックされて、電話をつないでもらえないことがあります。

私も電話での飛び込みセールスで、大きな会社に電話をすると、最初は、ほとんど総合受付ではねられていました。いわゆるこれが、受付ブロックというものです。

毎回玉砕するのも悔しいので、これをどのように突破するか、色々工夫しました。結論から言うと「受付をなめないで真摯に対応すること」、これに尽きます。

ついつい、なんとかすり抜けようという意識が働きます。しかし色々と試してみた結果、真正面からぶつかる正攻法が一番でした。

「どのようなご用件ですか？」に対処する

部署名と相手の名前が判っている場合、皆さんのように診療科ごとで先生の名前が公表されている場合は、まずは「○○科の○○先生におつなぎ頂けますか？私○○製薬の○○と申します」でつないでもらえたらOKです。

問題は、ほとんどの場合「どのようなご用件ですか？」と聞かれる

ことです。ここで、ごまかさずに真摯に対応するスクリプト（台本）を用意しておくのです。「なんだ、そんなことか！」と思われた方も多いと思います。しかし、「電話のアポが取れない、特にホスピタルはキツイ」と言っている研修受講の MR の方で、「受付突破用のスクリプト」を事前に用意しています、という方にまだお会いしたことがありません。

　受付突破用スクリプトの作り方のコツは、親戚のおじさん・おばさんに説明するように平易な言葉を使って自分の目的をしっかりと伝えるようにすることです。相手のメリット、つないで頂く先生のメリットを意識したスクリプトにすることもお忘れなく。

　大切なことは、受付の方にしっかりと平易な言葉で目的を伝えること、受付だからと決して下に見ないで、先生と同じ医療に携わる重要人物の 1 人として、真摯な態度で相手に向き合うことです。

受付ブロックを突破するスクリプト作成のコツ

　受付の方が、先生に電話をつながずに後で困るのは、その電話が重要な要件であったり、事前に約束があり先生が待っていた電話だったりする場合です。このような点を意識してスクリプトに仕込みましょう。受付の方に「つなぐべき理由」を渡すのです。

　重要な案件の雰囲気を醸し出すのは、その薬剤の特性にもよるのですが、まず倫理的に嘘はいけません。大切なのは、受付の方に「私じゃ判断できないわ」と感じてもらうことです。約束があるなら仕方ないと感じてもらうために、事前に郵送する資材の中や、施設の代表のアドレスでもかまいませんので「来週お電話させて頂きます」とメモやメッセージを投げておくと嘘ではなく、堂々と「今週○○先生にご連絡させて頂くお約束の○○です」と話すことができます。

　よって、全く異なるスクリプトになるため、むずかしいのですが、1 例あげておきます。反論にも対処できるようにしておくと、良いでしょう。

アボ取りフレーズ例　「新薬」受付突破版

MR: こんにちは。
　　〇〇製薬の〇〇です。
　　〇〇科の〇〇先生におつなぎ頂けますか？　　　　　**会社を一言で紹介**

受付：どのような御用件でしょうか？

MR: 〇〇病の新薬「XXXX」を発売する事となりました。　　**先生のメリットを**
　　世界〇〇ケ国以上で使われている、　　　　　　　　　**しっかりと伝える**
　　〇〇病の治療選択肢を広げて頂ける薬です。

MR: 〇〇領域のスペシャリストである〇〇先生には、　　　**売り込みじゃない**
　　世界〇〇ケ国以上で使われている、　　　　　　　　　**アピール**
　　〇〇病の治療選択肢を広げて頂ける薬です。

受付：病院として現在ご面談は禁止されておりまして・・・

MR: はい、もちろんご事情は理解できます。　　　　　　　**反論に対処する**
　　（しかしながら）情報提供が遅れますと
　　患者様にも不利益となりますので、
　　一度、直接先生にご連絡頂けますか？

　また、特に大きな施設の総合受付でブロックに合っている場合は、
対応している受付の方の人数が少ないことも多く、かけ続けて記録を
取っていくと、今日は「どの受付の人」か声を聞いただけでわかる
ようになります。そのためにも、切られる前に一言、「今日は、声が
弾んでいますね」「今日も元気なお声で、こちらまで元気を頂けます」
のような個人的な会話、「パーソナル・タッチ」をしてみてください。
残念ながら、どうしても突破できない受付に関しては、ザイアンス効
果を信じる他ありません。

アボ取りは「フルーツ・フライの精神」で

　アボ取りは、恥ずかしいという人がいます。前職のコンサル時代に
も、必要に迫られて売れないコンサルは電話をかけていました。その
中で、人がいるところで電話をするのが恥ずかしいからと、会議室を
予約して会議室からかけているコンサルがいました。これは典型的な
成功しないタイプです。なぜなら、そのような気持ちでアボ取りの電
話をしても、自分自身に確信が無いため、言葉に説得力が生まれない
ためです。

　「私は役に立つ情報を持っている。私と話さないと先生は損をする」、

このくらいの気持ちがないとアポ取りは成功しません。全ての患者さんがたった1つの医薬品で治るわけではありません。自信をもって、患者さんのために自社の製品の情報提供をしているのだという気持ち、この情報提供で、今どこかで苦しんでいる患者さんが良くなるという気持ちを強く持って、アポ取りはくじけずガンガンいきましょう。

　私が以前働いていたコンサルティング会社のトップセールスは、Gさんという米国人の女性でした。私が1億売っている時に彼女は、3億も研修を売っていました。彼女に世界のトップセールスだけが招待されるセールス・カンファレンスで会ったとき、「すごいね、どの階層にアポ取っているの？」と聴いたら "All Levels" と言われました。その時の彼女の生意気そうと言うか、得意そうと言うか、とにかくその綺麗な英語の発音と共に、私の心に深く刻まれた言葉です。

　"All Levels"、つまりすべての階層です。皆さんの場合であれば、総合病院の受付から、今年医局に入った方から、ドクターまであらゆる関係者に手を抜かずに対応するということです。

　ちなみに、彼女のあだ名は、甘い果物の周りをくるくる回りながら飛ぶコバエ、フルーツ・フライでした。「払っても、払ってもまとわりつく、恐ろしくしつこいやつ」というような意味です。トップ中のトップはそのくらいやっているということです。

　先日もMR研修の最後に、「柏さん、言われていることはわかりましたが、実は何度も断られてしまっている所があります。そのような場合はどうしますか？」と質問がありました。

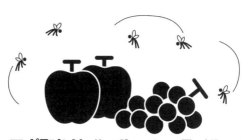

アポ取りは "フルーツフライ" で

私の答えは、「一度や二度断られたくらいで、行くべき施設をあきらめないで下さい」ということです。影響力の大きな先生がいる、この領域では絶対的な力があるなど、行くべき施設であるのに、すでに「こじれて」しまっている場合は、時間を変えてかける、同じ時間にしつこくかけるなど、少し角度を変えて挑戦してみて下さい。アポ取りは、フルーツ・フライ（コバエ）の精神です。

タラバガニの女王の電話術

　私はコロナ禍で商談が全部オンラインになった時に、実はあまり違和感なくその環境に順応していきました。それには理由があります。

　自己紹介でもお伝えしましたが、私は、現在の仕事をする前までは、商社勤務、タラバガニの女王として恐れられていました。仕事をはじめて5年間程は、毎日6時間〜9時間、電話だけで全国の水産物を扱う中央卸売市場に自分が買付をした水産物や、自社で製品化した製品を売りまくっていました。もちろん仕入れのための交渉や、他の商社や産地との交渉もすべて電話です。

　商談のチャンスを逃したくなかったので、かかってきた電話はすべて折り返しにせずに、保留で相手を待たせます。もちろん当時携帯電話などは、まだありません。

　会社の電話は、最初4回線だけでしたが、私が全部保留にしてしまうので、すぐに8回線に増やされ、その後12回線に増やされました。その状態で、ほぼ1日中、電話をかけ通しです。30億から50億ひとりで売るというのは、そのくらい電話をかけるということでした。

　スタート時点では20代後半の若さという武器が若干あったものの、この仕事を16年続けましたので途中から若さが通用しなくなり電話での営業スキル、トークスキルが唯一の武器になったことは言うまでもありません。

　大切なのは、「どうせ買うならこの人から買いたい」という価値を創り出すこと。ここでは、声だけで「一発で仕留めるスキル」が磨かれました。

　人生に無駄なことなどないと良く言いますが、まさにこの時の電話だけで数十億を「売ったり、買ったり、損したり、儲けたり」した経験が今ごろ役に立っています。また、ここでもう1つ言えるのは、電話をかけるスキルは、量が質を産む典型的なスキルだということです。私も、最初はできませんでした。でも、まったくのゼロから始めても本数をこなすうちに、自然と上手くなるのです。

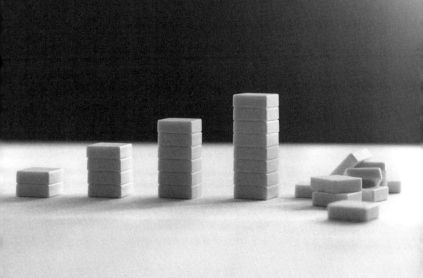

第6章

スランプはやってくる

～セールスで成果をあげる 13 の秘密～

スランプはやってくる

　昨日も売れない、今日も売れない、明日も売れないかも・・・・そんな気持ちになってしまうことはありませんか？ちょっとしたことでスランプに陥ってしまうことはよくあること、そして、意外と長引きます。そのような時に、景気が悪いとか、状況が変わったからとか、無意識に環境や周囲の人のせいにしてしまうことは、最悪です。

　この章では、スランプ脱出の必殺技をご紹介しましょう。キーワードは、またも登場の「再現性」です。売れるコツを自分自身の営業の型として整理して常に意識している人と、なんとなく経験で使っている人とでは、再現性に差がでます。再現性と言うのは、同じようにできること、つまり上手くできた時にやったことを、繰り返しできるようになるということです。これができていないと、スランプに陥った時にも抜け出すのに時間がかかります。

　私も、何度もスランプに陥りました。私はモノ売り営業から価値共創型営業への転換に失敗し、売上は、30億から一気に135万になりました。特にリーマンショックの後は、決まっていた研修も次々キャンセルをされ、散々な目にあいました。営業職というものは、売れたら天国ですが売れなければ地獄です。今でこそ、このような本を偉そうに書いていますが、3年程心肺停止状態か？というところまで陥りました。

スランプ脱出の掟　その①
やるべきことの明確化

　人生最大のスランプの際に考えついたスランプ脱出の方法は、やるべきことをはっきりさせることでした。

　スランプに陥ると、あれも、これもと心配なことが次々思い浮かび、何から手を付けて良いのかわからなくなります。そういう時は、脇目もふらずに、それを愚直にやり続ければ成果が出ることをリストアッ

プし、それだけを意識するようにしました。そうすることで、どこかで狂った歯車が自動修正される仕組みを作ったのです。

　この仕組みのヒントになったベンジャミン・フランクリンの話をここでは紹介します。彼は1706年にアメリカで生まれ、政治家であり、科学者であり、詩人であり、発明家であり、最終的にアメリカ最高額紙幣である100ドル紙幣の肖像になった人物で「アメリカ建国の父」と言われました。日本の福沢諭吉に近いものがあります。

　彼は、その人生において数々の成功を成し遂げた彼の成功法則として有名なものが、「ベンジャミン・フランクリンの13の徳目」です。（フランクリン自伝　岩波文庫）

　自伝によれば、フランクリンは、あまり褒められた素行の若者ではなかったのですが、28歳ぐらいの時に、「これからは徳のある人になろう」と決心して、「節制」「沈黙」「規律」など、なりたい姿を13個明らかにしました。彼の人生における判断基準です。ここから彼の人生は変わっていき、次々と偉業を成し遂げます。

セールスで成果をあげる秘訣

　私は、スランプの時代にフランクリンの真似をして「これを実践したらスランプを脱出できるはず」という、13個を創り出しました。達成したいことは「スランプを脱出して、すごい営業になる」ことです。柏流「セールスで成果をあげる13の徳目」の誕生です。

　すごいセールスになるために、これをやったら、やり続けたら必ず成功するはずというものを考えて、考えて、次のような形にしました。本来は13の秘密であるとか、秘訣と言うべきですが、自分では元ネタを尊重して徳目という言葉を使っています。

柏流「セールスで成果をあげるための 13 の徳目」

1. Preparation　　　　　　事前にお客様のことを徹底的に調べる
2. Recording　　　　　　　商談内容を記録に残す
3. Build Trust　　　　　　信頼構築のためにできることをする
4. Empathic Listening　傾聴　相手 80　自分 20
5. Evidence　　　　　　　数字を加えた言葉を話す
6. Mirroring　　　　　　　お客様と徹底的に同じ言葉を使う
7. Ask for a Referral　　紹介を依頼する
8. Plus1　　　　　　　　　訪問先近くの 1 軒に必ず TEL する
9. Within 3　　　　　　　 3 日以内のアポを取る
10.Make a Good List　正確な顧客リストに常に更新する
11.Again & Again　　　 繰り返しのアプローチをする
12.Learn More　　　　　自己投資は最大の顧客サービスである
13.Presence　　　　　　自分自身の見栄えを良くする

　この 13 の徳目の中で、スランプ脱出に特に効果的なもの、そして
繰り返すことで、自分自身の習慣になったものを 5 つ紹介します。

・事前にお客様のことを徹底的に調べる
　第 3 章の「話し込みの準備のコツ」の実践版です。スランプにな
ると、アポも減ってしまい、時間を持て余すことになります。その時に、
自分の商品・サービスの説明練習をする時間にするのではなく、相手
のことを良く知るということに集中したのは、結果的に大変効果的で
した。のちに、この事前に徹底的に調べることが、その後の自分自身
の営業の習慣になりました。

・商談内容を記録に残す
　商談をする時は、常に相手を見ながら、表情、身体の動き、そして
心の動きを追いかけたいので、PC やタブレットではなく、手書きで

メモを取っていました。相手を見ながら書くために、結果的に手元の
メモはぐちゃぐちゃです。そのため、商談から戻って、改めて PC に
向い商談のサマリー（要約）を作るようにしました。これも、繰り返
しているうちに、第 4 章の商談の要約であるサマリーメールの習慣
が身につきました。実は、元々は自分のサマリーをお客様に送ってい
ただけです。

・紹介を依頼する

　いまだに「恥ずかしい」と感じるのが、この紹介を依頼するという
ことです。私も、いまだに恥ずかしいのです。しかし、スランプの時
はそのようなことを言っている状況ではありません。皆さんも勇気を
持って、紹介を依頼しましょう。やみくもに依頼するのではなく、事
前に準備して「先生○○大学の○○先生とご同窓とのことですが、ご
紹介を頂けませんか？」または、ご紹介頂く合理性を示して、「この
患者さんの症例は、ぜひ同じ○○科でお困りの他の先生にもお伝えし
たいです。先生から、ご紹介頂ける方はいらっしゃいませんか？」皆
さんも、面談の最後の一言として、習慣にしてみたらいかがでしょう
か？

・訪問先近くの 1 軒に必ず TEL する

　アポ取りの電話も、スランプになると辛さが増します。そのような
気持ちでアポ取りをしていると断られる確率がさらに上がるという悪
循環にはまります。通常のアポ取りをすると決めた時間以外にも、訪
問先の近くの 1 軒に必ず電話をするようにしました。このやり方で、
「自分の決めたルールだから仕方ない」と、電話をかけるという心理
的な障壁を下げることできました。

・3 日以内のアポを取る

　スランプに陥ると、手帳の空白が気になります。生産性向上のため
には、できるだけ同じ日にまとめてアポを詰め込んだ方が良いのはわ

かっています。しかし「何も予定がない1日」が怖いために、つい、すでに何か予定のある日ではなく、何も予定のない日の10:00にアポを入れたくなります。10：00で最初の予定を入れると、午前中がうまった感がでます。しかし、最初のアポを10:00で取ってしまうと午前中にアポを2つ入れられず、午前はそれで終わりです。本来9:30に最初のアポを入れ10：30に2つ目、午後は3つというのが正解であるのに、これでは最初から負け確定です。そのダメな自分に対抗するため、3日以内というルールを作りました。

　皆さんもぜひ自分のルールを作ってみてください。私の13の徳目をそのまま真似してもダメです。ベンジャミン・フランクリンですら、人に言われて13個目を付け足したら、それは最後まで出来なかったと自伝の中で告白しています。自分で考えて作り上げることが大切です。

スランプ脱出の掟　その②
一度に1つずつ

　さて、13個やるべきことを洗い出しましたが、やり遂げるには個数が多すぎました。そこで真似したのが、ベンジャミン・フランクリンの達成の方法です。

　彼は、この「13の徳目」をできるようになりたいと考えましたが、一度に全部は無理だと思い、週に1つ選んでそれに集中することにしました。「一度に1つずつ」、1つの週に集中したのは、たった1つです。

　そして、毎朝自分に投げかけます、「今日はこれをやるぞ」、これがモーニング・クエスチョン。そして寝る前に反省、また自分自身に投げかけます「今日はちゃんとできたかな」、これがイブニング・クエスチョンです。13週で一巡りです。

　このように自分の目標を達成するために、週に1つだけやるべきこ

とを決め、朝晩自分に質問を投げかけることで、達成の確率を上げたのです。それを亡くなる84歳まで続けて、後世に残る数々の素晴らしいことを成し遂げました。

　この目標達成の手法をベンジャミン・フランクリン・ウェイと言います。アメリカでは、広く知られています。

　その後、私はフランク・ベトガーという人が書いた営業本の名著「私はどうして販売外交に成功したか」（ダイヤモンド社）を読みました。その際に、彼が営業で成果をあげるためにこの方式で13個のやるべきことを作り、そして週に1つずつやっているのを知って、ものすごく驚きました。「まさか、営業で私と同じことをやっている人がいたとは！」しかも明らかに、ベトガーさんの方が先！私が生まれる20年も前の話です。

　しかもその本には、このようなことが書いてあったのです。「私はフランクリンの13週のアイデアを知らないという人に会ったことはないが、驚いたことに、これを実行したという人にまだ1人も会っていないのである」

　「私、私、実践していますよ、ベトガーさん！」と思いました。そして、実は最初はやり方は同じでしたが、私は確か9個とか、もっと数が少なかったのですが、ベトガーさんにならって私も13個に整えました。

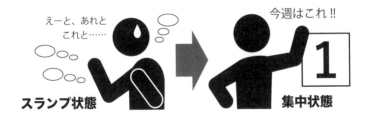

えーと、あれと これと……

スランプ状態

今週はこれ!!

集中状態

1

スランプは誰にでもやってきます。そして1度成功した体験があるとなおさら、スランプに遭遇した時に心底心が折れます。MRとして成果をあげて来られた皆さんの中にも、このコロナ禍で一気に変わってしまった仕事の仕方に対応しきれず、数字を落としてしまった方がいるかも知れません。しかし、何をやれば良いかは、結局、自分が一番良くわかっているのです。

　やれば良いのはわかっているけれど、やっぱりやりたくないと思うものを、このリストに入れることを強くお勧めします。私も「3日以内のアポを取る」と「紹介を依頼する」の順番が回ってくると、とても嫌でした。

　また、13個は、数が多いと思えば、もっと数を減らしても全く問題ありません。告白をしてしまうと、私は週に1個ではなく2個ずつやっていました。早く成果を出したかったからです。

　繰り返しますが、ここは人の真似ではなく、自分で考えて作る所です。今の自分にできること、やろうと思えばできることを徹底的に考えて下さい。何が最も大切なことか、何をやり遂げたら確実に成果につながるか、とことん考えてみて下さい。

スランプ脱出の掟　その③
仕事のビジョンを持つ

　スランプを脱出する際に、自分のモチベーションを高く保つことが大切です。モチベーションを常に高く保つための私なりの方法を紹介します。それは、自分自身の「仕事ビジョン」や「目標」を持つことです。ビジョンというのは、映像という意味の英語です。みなさんは、自分がこうなりたいという未来を、ありありと思い浮かべることができますか？

　私の好きな言葉は、「目標なきところに達成なし」と「思い立ったら即実行」です。つまり目標を立ててすぐに行動して達成をするのが

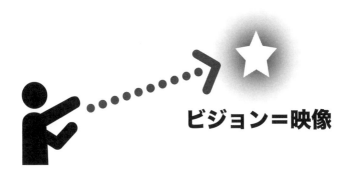

ビジョン＝映像

趣味の様に自分の習慣になっているのです。

　私はタラバガニの女王様としての絶頂期に、仕事中の冷凍庫の中で崩れてきた冷凍タラバガニ 20 キロ箱の下敷きになり、腰の骨をクラッシュする大怪我をしています。そのまま一時寝たきりになり、当然キャリアは崩壊しました。この手法は、その順風満帆から人生真っ暗となった際に、自分の手帳に書かれた目標があったために、そのどん底から抜け出すことができたという自分自身の成功体験からきています。

　長い人生、折れそうになることもありますし、環境がガラッと変わってしまい、どうして良いか判らない時もあることと思います。そのような時こそ、自分はここへ向かうというビジョンがあれば、わき目もふらずにそこへ突進できると信じています。

仕事のビジョンの書き方

　仕事のビジョンの効果的な書き方をご紹介します。どのような書き方でも構わないのですが、「何のために」、「どこへ」、「どのように」が表現されていると、より効果的で、達成の確率が上がります。そして、なりたい自分や目指すゴールにハイ・スピードで突き進むことができます。私は、ミッション・ビジョン・バリューという言葉を使っ

て書いています。ミッションをパーパス（存在意義）と言う場合もあります。

ミッション：使命・仕事の意義　何のために仕事をしているのか？
ビジョン　：方向性とゴール　　どこへ向かいたいのか？
バリュー　：行動指針・判断基準　どのように達成するのか？

私自身のミッションとビジョン・バリューをご紹介します。

私のミッション
想いをエネルギーに生きる人を育てます。

私のビジョン
私は、多くの人を魅了するカリスマ Keynote Speaker（基調講演者）になります。私は、オンライン研修を 90 歳でも「徹子の部屋」のように続ける人になります。

私のバリュー（価値観）
「思い立ったら、即実行だよ！！」
What matters most?　を常に問いかける
誰にも真似のできないカスタマイズをお客様と
自分の苦手なことはしない（外注上等、得意分野に集中）

　私の、ビジョンは、図々しいでしょう？でも、会社に言われて書くビジョンではなく、自分の成長のためのビジョンですから、背伸びして、背伸びして「うそでしょう」というくらいの、ストレッチゴールを書くようにしています。
　これにプラスして毎年、1 年毎に変わる目標を作っています。目標はビジョンと似ているので同じように捉えても問題ありません。しかし、詳しく分類すると、目標は標（しるべ）ですので、そこへ到達す

るまでの「めじるし」です。「今年は、これだけは達成しよう」と言うものを具体的に書いています。

　この目標を書く時は、営業職として達成したいことをできるだけ具体的に、数字込みで書くと効果的です。自分がなりたい姿になるため、皆さんも今年達成したい目標を書いてみて下さい。

　私の目標は、あまりにも具体的過ぎて、とてもすべてを紹介できませんが、ひとつだけご紹介します。2021 年の目標の 1 番上に「製薬会社 MR 職向けの書籍を出版する」と書かれていました。

　書いた目標は毎日・毎週・毎月できているかどうか確認することで自分の意識にひっかかり、達成度も上がります。今回もこのように出版させて頂くことになりましたが、これは偶然ではなく、自分で狙って出版社に飛び込みのアポ電をした結果です。たまたま翌日に「アポ取りの達人研修」があったために、この目標を思い出して、自分も「アポ取り力」の力試しをしてみたのです。

　何度も目標を読み直すことで、常にそこに意識が向いているのだと思います。

　「目標」なんて最初は上手く書けないものです。私も失敗が多い人間ですので、悩みに悩んで、1 年に 7 回も自分のミッション・ビジョン・バリューを書き直したことがあります。しかし、書き上げる過程が書き上げたものより大切なのです。皆さんもぜひ挑戦してみて下さい。

一生ものの「13 の徳目」

　以上の 3 つが、スランプ脱出の掟です。この「セールスで成果を上げる 13 の徳目」を実践してスランプを脱出してから、「12. 自己投資は最大の顧客サービスである」と「13. 自分自身の見栄えを良くする」だけは、永遠に意識しようと、決意しました。自分の人生において、これを実行したことによるインパクトが素晴らしかったためです。その 2 つをこの章の最後にご紹介しましょう。

・自己投資は最大の顧客サービスである

　１つ目は、「自己投資は最大の顧客サービスである」です。これは、今振り返ってみても、営業で成果をあげることが大好きな私に向いていました。何の勉強でもそうですが、続けるということはとても大変です。しかし、お客様の役に立つというゴールがあることが、自分には嬉しくモチベーションになりました。

　まず、着手したのが英語です。TOEIC という英語のテストで 445 点という低スコアのまま、うっかり外資系に入社してしまっていたのです。しかし、米国本社で開発される研修はすべて英語で、それをいちはやくお客様に紹介するには、英語力が必要でした。また成績優秀者はグローバル・セールス・カンファレンスという世界トップセールス会議に招待されますが、そこで英語ができないのはとても淋しかったためです。

　忙しい中での勉強でしたが、５年近く勉強を続け、最後の１年間は平日の朝１時間半、週末７〜８時間の勉強を１年続け、さらに目標スコアに達するまでは、飲みに行かないという誓いをたて、50 歳の時に TOEIC で 880 点を取りました。これによって、英語の研修をいちはやく自分のお客様に紹介できるようになりました。そして、これをやり切ったことは、失敗の多き私の人生でも、かなり自慢できることになりました。

　次に挑戦したのは、大学院です。私は、短期大学卒業で４年生大学の方が持っている学士の資格がありませんでした。資格的には高校卒業と同じというレベル。コンサルタントとして独立するには、少々まずい経歴です。この学歴をなんとかしようと、55 歳で大学院に入りなおします。最終的にたいして賢くもなりませんでしたが、大学院では、「学ぶことの楽しさ」を再確認でき、MBA を取得して、独立することができました。現在は、大学院で研究したことを仕事に生かし、お客様に還元することができています。

・自分自身の見栄えを良くする

　永遠にやることに決めた２つ目は、「自分自身の見栄えを良くする」です。きっかけは、前職でバリバリのトップセールスだった中国国籍の女性の方です。大スランプに突入していた当時の私は、黒を着ていれば「つぶしがきく」と毎日黒のスーツ。当時の写真を見ると髪などの手入れも、いまひとつでした。しかし、当時トップの中国籍の彼女は、きれいにセットされた髪、コーディネートは、全身真っ白の日も珍しくなく、ハイブランドのジャケットに、ダイヤモンドでぐるりと文字盤が囲まれた時計をしていました。

　当時の私は全くの低空飛行でしたが、そしてトップの彼女を見習うのではなく「カッコつけちゃって、カッコと実力は違うのに」と心の中で思っていました。今考えると、大きな間違い。その時「どう見せるか？」の大切さに気づいていれば、もう少し早くスランプは脱出できたかもしれません。

　13の徳目を作ってから、５年程その「自分自身の見栄えを良くする」を実践したことで、かなり私の見かけも改善されました。さらに具体的な目標として「50歳から毎年１歳ずつ若返ろう」という目標を作りました。その方式で言うと2021年現在39歳ということになりますが、実年齢とすでに相当違いますので、よほど目の悪い人でなければ、だませない状態になっています。

　営業の場面において、自分の見かけを整えることの効果は抜群です。ぜひ皆さんも体感してみてください。

おわりに

　最後まで、お読み頂きありがとうございました。自分の失敗から学んだ営業職としてのノウハウを、「少しでも早くMRの皆さんにお届けしたい」という使命感だけで、この本を一気に書き進めました。

　本来であれば、MR職と言っても、新薬とジェネリックの違い、担当される医薬品の領域による違い、訪問先も大きな施設から、診療所まで多岐に渡るにも関わらず、恐れを知らぬ業界外のひとりの営業として、この一冊に私の知りうる営業ノウハウをすべて詰め込みました。失礼なことや一部のMRの方には使えないという部分もあったことと思いますが、寛大な心で、お許し頂ければと思います。

　新しい時代への突破のために、皆さんに、この本でお伝えしたかったことは、以下の通りです。

　1. ザイアンス効果は、もう効かないこと
　2. 御用聞き型から価値共創型MRに進化すること
　3. 「聴く力」を強化すること
　4. オンライン面談での「伝える力」を磨くこと
　5. 訪問規制突破の「アポ取りスキル」を学ぶこと
　6. スランプを脱出するスキルを学ぶこと

　すぐに医療の現場で使えそうなスキルは、いくつか発見できましたか？営業スタイルは、人それぞれです。使えそうな考え方やスキルを、ここからは、自分なりにカスタマイズして、存分に使い倒して下さい。早く繰り返し成果を出すカギは、「再現性」を意識することです。そのようにして身に着けたスキルで、今皆さんの目の前にある仕事の壁

を楽々と突破して、「新しい時代」で選ばれる MR になって頂ければと思います。

　実は、営業スキルと並ぶ、私のもうひとつの専門は、組織への経営理念（ミッション・ビジョン・バリュー）の浸透を進めることです。組織の方向性を意識し、組織の中で成長し、成果を出すためのゴール設定などをサポートしています。そのため、この本の最終章の中でもビジョンの書き方を紹介しています。

　そのゴール設定の研修の中では、参加者の皆さんに、組織の方向性を意識したミッションやパーパス（存在意義）などを書いてもらうことがあります。

「先生の患者さんは、私の患者さん」

　これは、その研修の中で、ある MR の方が、言った言葉です。「自分のパーパス（存在意義）を一言で言えば…」「私の仕事のモットーを一言で言えば」という演習の中でした。

　「先生の患者さんは、私の患者さん」。これを聞いた瞬間、私も他の参加者にも、強く心に響くものがありました。

　MR は直接患者さんに会うことはできませんが、この方のように、患者さんを常に意識して仕事をすることは、すばらしいことです。会社から言われたから、患者さん中心で考えるというのではなく、この方は自分の意志でこれを、自分自身の仕事のモットーにしたのです。

　先生と関わっていく時に、ただ仕事だからとなんとなく訪問し、なんとなくオンライン面談をし、処方が決まったり、決まらなかったりする。このような働き方をする人と、「先生の患者さんは、私の患者さん」と常に考えながら仕事をする人の結果は、おのずと変わってく

132

ると思います。

　私たちは、仕事をする際に、ついつい目先の忙しさに追われてしまいます。困難な状況に陥ると、さらにその視野が狭くなっていきます。しかし、そもそも「どのような想いで仕事をするか」ということを自分の中ではっきりさせていると、こうなりたいという想いからエネルギーが生まれてくると、私は信じています。

　皆さんの想いが、医療の進歩を進めて下さいますように・・・・

謝辞

　この、私にとって初めての書籍の上梓にあたり、私の研修に参加して下さり、業界外の私にさまざまな示唆を下さった、延べ2500人を超える製薬業界の参加者の皆さんに感謝致します。

　　　2021年6月　　　　　株式会社ピグマリオン　柏　惠子

参考文献

影響力の武器
ロバート・B・チェルディーニ著（誠信書房）

謙虚なコンサルティング
エドガー・H・シャイン著（英治出版）

私はどうして販売外交に成功したか
フランク・ベトガー著（ダイヤモンド社）

伝えることから始めよう
髙田明著（東洋経済）

新プロフェツショナル MR の条件
植田南人著（医薬経済社）

人間系ナレッジ・マネジメント
山本藤光著（医薬経済社）

新薬誕生
ロバート・L・シュック著（ダイヤモンド社）

営業脳をつくる！
和田裕美著（PHP 文庫）
講師・インストラクターハンドブック
ボブ・パイク、中村文子著（日本能率協会マネジメントセンター）

「顧客体験」はプロダクトに勝る
デイビッド・C・エデルマン　マーク・シンガー著
Harvard Business Review June 2016（ダイヤモンド社）

Smart People Ask for (My) Advice: Seeking Advice Boosts Perceptions
Competence.
A.W.Brooks, F.Gino and M.E.Schweitzer / Harvard Business School
https://www.hbs.edu/faculty/Pages/item.aspx?num=47824

著者紹介

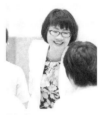

柏惠子(かしわ けいこ)

人材育成コンサルタント・研修講師。明治大学専門職大学院グローバル・ビジネス科修了（MBA）

1988年　水産商社で冷凍水産物の輸入・販売に携わり、入社2年目に30億、3年目に50億を売上、その後16年間トップを独走した元カリスマ・水産物バイヤー。

2005年　米国研修会社フランクリン・コヴィー・ジャパンでシニア・コンサルタントとして組織の活性化、人材育成の仕事に携わる。プレジデント・トロフィー6回受賞（優秀セールス賞）。

2013年「7つの習慣®」研修世界販売ランキング第7位。

2016年　過去最高売上を達成。

2017年　株式会社ピグマリオンを設立。人材育成・組織開発におけるコンサルテーションと研修の提供を開始。製薬会社MR向けに業界外の営業職が実践する営業スキルとして「ディテーリングの質を変えるMRスキル」「"A" Patient 活動に必要なアプローチ」「リモート MR 力強化研修」「営業所長研修・MR育成力」などを多数展開。

ホームページで事例・営業スキルを公開中。
https://pygmalion-hrd.com/
連絡先：info@pygmalion-hrd.com

突破せよ！ー新時代を生き抜くMRの掟

2021年7月30日　初版発行
2022年5月12日　三刷発行

著　者　柏惠子
発行者　藤田貴也
装　丁　佐々木秀明
イラスト　安良岡和美
扉写真提供　Shutter stock
発行所　株式会社医薬経済社
　　　　〒103-0023 東京都中央区日本橋本町 4-8-15
　　　　ネオカワイビル8階
　　　　電話 03-5204-9070　Fax 03-5204-9073
印刷所　モリモト印刷株式会社